心と体がらくになる

自律神経の整え方

理学療法士　柿澤健太郎

彩図社

はじめに

「自律神経」という言葉を最近よく聞くようになりました。みなさんは、この言葉にどのようなイメージをお持ちでしょうか？　精神に関わる何か、体の不調に繋がるもの、ストレスに関係する、はたまた興奮したり緊張したりするときに感じる何か……。

これらはどれも間違いではありません。自律神経とは、「心と体の両方と結びつき、体調に影響を与えるもの」というイメージを持っていただければよいかと思います。そしてこれは、本書を読み進めていただくうえでのキーワードであり核心となります。

自律神経は体の中で「生きるために必要な体調のコントロール」をしてくれています。血液が循環して体温を一定に保つ、食べた物を内臓が消化する、緊張して心臓が高鳴る、リラックスすると呼吸が穏やかになるなど、私たちが日々の生活の中で無意識で行っている事柄は、すべて自律神経のおかげです。24時間休むことなく体中でコントロールしてくれているおかげで、私たちは生活できています。

その自律神経が乱れると体には次のような症状が現れ始めます。

慢性的な肩こり・腰痛・頭痛・倦怠感・原因不明の痛み・生理痛・薄毛、ｅｔｃ……。

今までに、皆さんもこのような体の症状を感じたことが少なからずあるのではないでしょうか。そしてその症状が進行すると、うつ病や自律神経失調症といった精神症状が現れるケースもあります。

「いえいえ、私はまだそのような症状は無いですよ」という方でも、自律神経の働きというのは人間の生理現象と言えるので知らず知らずのうちに体へ影響しています。よく聞く「○○代を過ぎたら一気に体にガタがきた」というのはまさにこの例で、コップに少しずつ溜まった水がいずれは溢れるように、無症状で経過していた症状が一気に表出するのです。


自律神経はとても素直です。嬉しいことがあれば一緒に喜び、悲しいことがあれば一緒に落ち込みます。その変化は体にも現れます。誰しもが悲しいことや憂鬱なことが続けば体は重く食欲だって湧きません。鏡を見れば気持ちと一緒に背中も丸くなります。気持ちが落ち込んだときなどに「肩を落とす」とはよく言いますが、これらは気分が落ち込み（心）、自律神経が乱れることで姿勢（体）も丸くなるという反応によるものです。

医学の世界には「プラセボ（プラシーボ）」という現象があります。聞いたことがある人もいると思いますが、効果のない偽物の薬を本物と説明され服用すると、実際の薬を飲んだ時と同等に近い効果がもたらされるという現象です。

この現象は、「薬を飲んだ」という安心感がもたらされたことで脳内から痛みを抑制するエンドルフィンという脳内物質が放出され、それがホルモン分泌、免疫力などにプラスに働くという仕組みです。さらに驚くことに、薬が「偽物」と説明がされた後に服用しても一定以上の効果がもたらされるという研究結果も多数あります。

つまり、効能の有無にかかわらず「飲んだ」という事実を「心」＝脳が思い込むことで「体」に影響を与えることが分かります。このように、「心と体」の繋がりは、医学的にも確立されたものがあるのです。

本書で述べる「自律神経を整える」とは、多様で忙しい現代社会において安心感や肯定的な思考、時に適度なストレスを「心と体」にかけながら、上手に向き合い健康な体を自ら手に入れることがコンセプトになります。「ストレスは体によくない」と広く言われていますが、ストレスは生きていれば必ず感じます。大事なことはストレスの捉え方、向き合い方です。ストレスは悪者ではなくうまく付き合っていくというイメージを持ち、気負わずに向き合っていきましょう。

自律神経を整えるメリットとして、「大事な発表の時に緊張しなくなる」「いざという時に本来以上の力が発揮できる」「疲れやすかった体が寝て起きると軽くなっている」「人の目を気にしなくなる」など様々な効果が実感できるでしょう。これらを自らコントロールできれば日常生活の様々な場面で良い効果が期待できます。そしてコントロールするには、意識して継続することがポイントです。

「病は気から」「Fancy may kill or cure（空想は人を殺しも生かしもする）」「心・技・体」「健全な肉体には健全な精神が宿る」……

「心と体」の繋がりを表すことわざは古くから残っています。先人たちの経験から生まれ、受け継がれたこれらの言葉は、言いかえれば、人が地球上で生命としての営みを始め、その命を後世に伝えるという使命を重ねて出た1つの結果と言えます。近年では自律神経を含め脳科学の発展により、その関係性は科学的にも証明されています。単なる精神論や根性論ではなく、医学における解剖学、生理学、心理学、脳科学、そして我々理学療法士のリハビリテーションの視点からも裏付けがあることが分かります。

私は現在まで、理学療法士として1万回以上にわたり対象者の心と体に向き合ってきました。整形外科病院で勤務する中で、患者さんの体の痛みと向き合い、解消することで対象者に貢献することを考えていました。しかし多くの経験をしていく中で1つの疑問を抱きます。

「その場では腰が痛いのがとれました、けど孫を抱っこすることができずに悲しいです」
「足首の痛みがとれたよ、けどまだサッカーはできなくてレギュラーを外れちゃった」
「膝の痛みが取れたわ、けどまた痛くなるのが怖くて山登りはもう辞めたの」

このような声を患者さんから聞いたときに私は「病を見て人を見ていなかった」ということに気づきました。痛みを取った先にその人の希望を満たせなければ、ただの自己満足にすぎないのです。

それからは、対象者の心の声を一番に考え、相手が本当に何を求めているかを追い求めていきました。この「心と体」の繋がりが何なのかということを理学療法士として自己研鑽を積んでいく中で行きついたのが「自律神経」との関係でした。

本書では、自律神経に関する医学的な知識を基に、「心と体」の考え方を故ウイリアム・グラッサー博士が提唱する選択理論心理学と、体の歪みを整えるストレッチを紹介することで、自律神経のバランスを整え、皆さまの健康に寄与できればと思います。

そのため、本文中には馴染みのない専門用語も見受けられますが、これらをしっかり理解することが一番の近道となるので、分かりやすくイメージしやすいような工夫をほどこし、一緒に進んでいければと思います。

私の人生のテーマは「健やかに生きること」です。それは私自身、そして私の周りも含めた皆さんが幸せと感じられる心を持つこと、健全な体を持つということです。本書を通して皆さまの役に立てれば幸いです。

柿澤健太郎

●ご注意

自律神経は自分の分身に似ており、気分や体調によって変化します。個人や年齢、性差によってもその症状としての現れ方は異なります。中にはしかるべき専門機関での検査・治療が必要となる場合もありますので、本書内に掲載の症状がある場合は専門機関への受診を併せて行ってください。

西洋医学、東洋医学、代替医療、民間療法を含めて数多くの考え方がある中で、どの側面にも否定的であってはいけません。全く同じ人間はいませんので、その方に合った改善にどれだけ貢献できるかが全てだと思います。

その中でも、本書で紹介するのは現場で患者さんと本気で向き合い改善へと歩みを共にする理学療法士が推奨する考え方です。「精神疾患」《うつ病や双極性障害（躁うつ病）など》や、「自律神経失調症」《自律神経症状が体に現れているけれど、病院では器質的な病気や主だった精神症状が検査で認められないもの》に対しての改善方法の一端を担っている、「心理療法」「認知行動療法」と「ストレッチをはじめとした運動療法」について記しています。

本書の実践法は自律神経のみならず、人生を豊かにする根幹が詰まった一冊となりますので、ぜひ素直な心で読み進めていただければ幸いです。

心と体がらくになる

自律神経の整え方

- 目次 -

第2章　自律神経を整える体のストレッチ

第3章　日常生活でできる自律神経のセルフケア

第4章　心を整えるセルフケア

第5章　自律神経症状別セルフケア

序章

自律神経の状態をチェックしよう

自分の体の調子はいかがですか？
肩がこる、なんだか疲れている、胃もたれがする…
その症状の原因は「自律神経の乱れ」かもしれません。
自律神経と連動している体の状態について、
まずはチェックしてみましょう。

自律神経と姿勢のチェック

心（ストレス）と体（姿勢）は自律神経に密接な関係があるというのは、「はじめに」で述べたとおりです。現在の体の状態がどのように自律神経に影響しているのか、確認してみましょう。

自律神経にとって、姿勢が天井に向かってピンとのび、積み木のように連なり1つ1つの背骨に柔軟性がある状態が理想的です。

ここでは姿勢が悪くなっていないかの「歪みチェック」と「背骨の柔軟性のチェック」をします。姿勢や柔軟性の違いは人それぞれありますが、次ページから紹介するチェック項目が現時点でできるかできないか、自分の姿勢がどの方向にずれているかを確かめてください。

姿勢のチェックについては、スマホなどでご自身の姿勢を写真に撮り、お確かめください。

チェックの中には、今はとてもできないというものもあるかもしれません。できないものについては、体の動きを改善するためのストレッチ方法もご紹介します。
また、チェックを行うときに痛みが出た場合はすぐにやめてください。

姿勢の歪みチェック

足を軽く閉じた状態で立ち、横と後ろからそれぞれチェック。
各ポイントに目印をつけ、それぞれ線で結ぶ

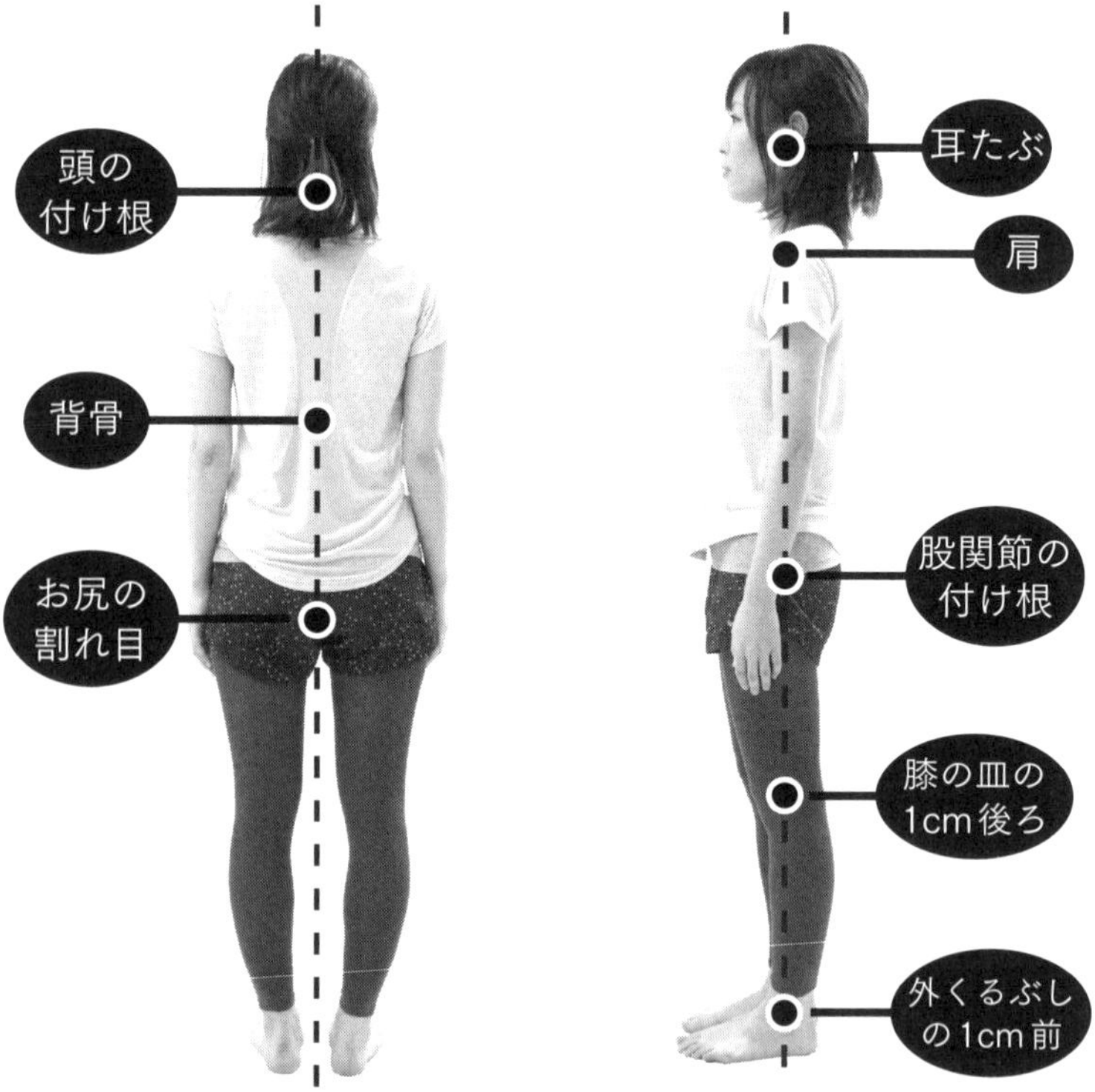

結んだ線がまっすぐにならなければ体がゆがんでいます。まずは自分の体がゆがんでいるかどうか、今の状態を確認して次のチェックに進みます

首の歪みチェック

横と正面から、首のずれを確認します

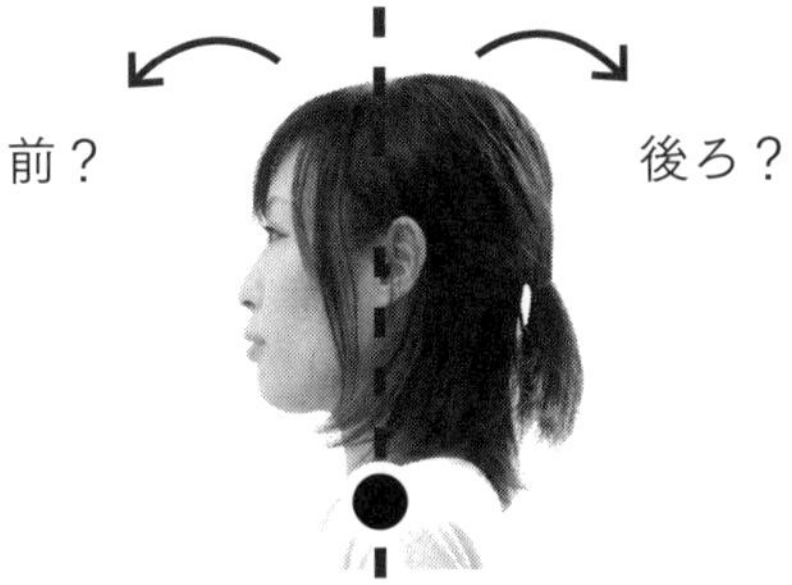

①横向きのとき、肩の位置を基準にした線に対して
耳たぶが前にずれているか、後ろにずれているか

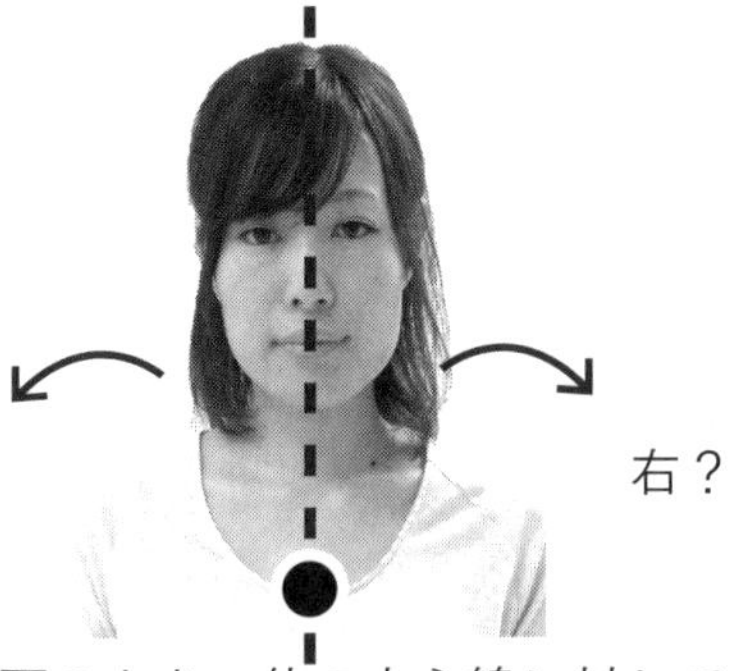

②正面のとき、体の中心線に対して
頭が右にずれているか、左にずれているか

判定　線に対してまっすぐならばＯＫ

前後のずれの場合→ P74「首のストレッチ」
左右のずれの場合→P76-77「首の横ずれ・傾き対策ストレッチ」

【背骨の柔軟性チェック】

背骨ねじりテスト

①横向きで寝て両股関節と膝を垂直に曲げ、
下になった手で膝と骨盤が動かないようにしっかり押さえる。

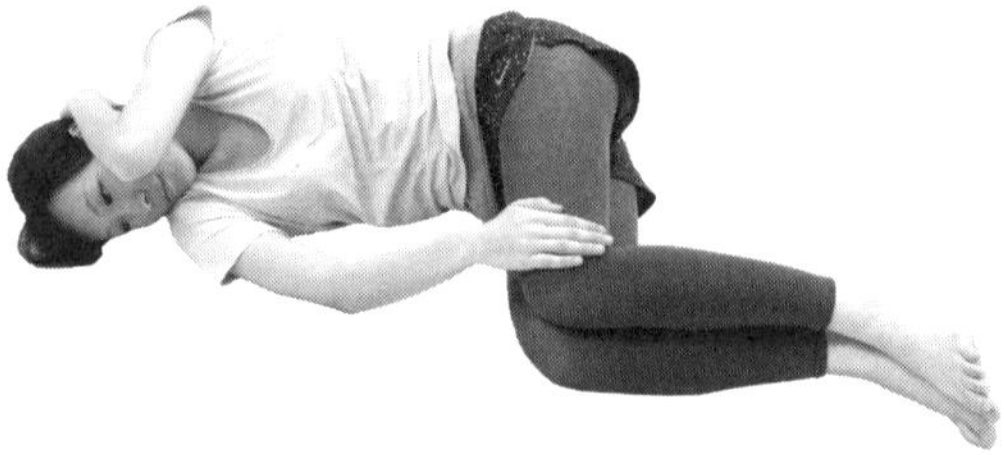

②上の手は頭の上に置き、肘が床につくように
上半身をひねって体を開く。

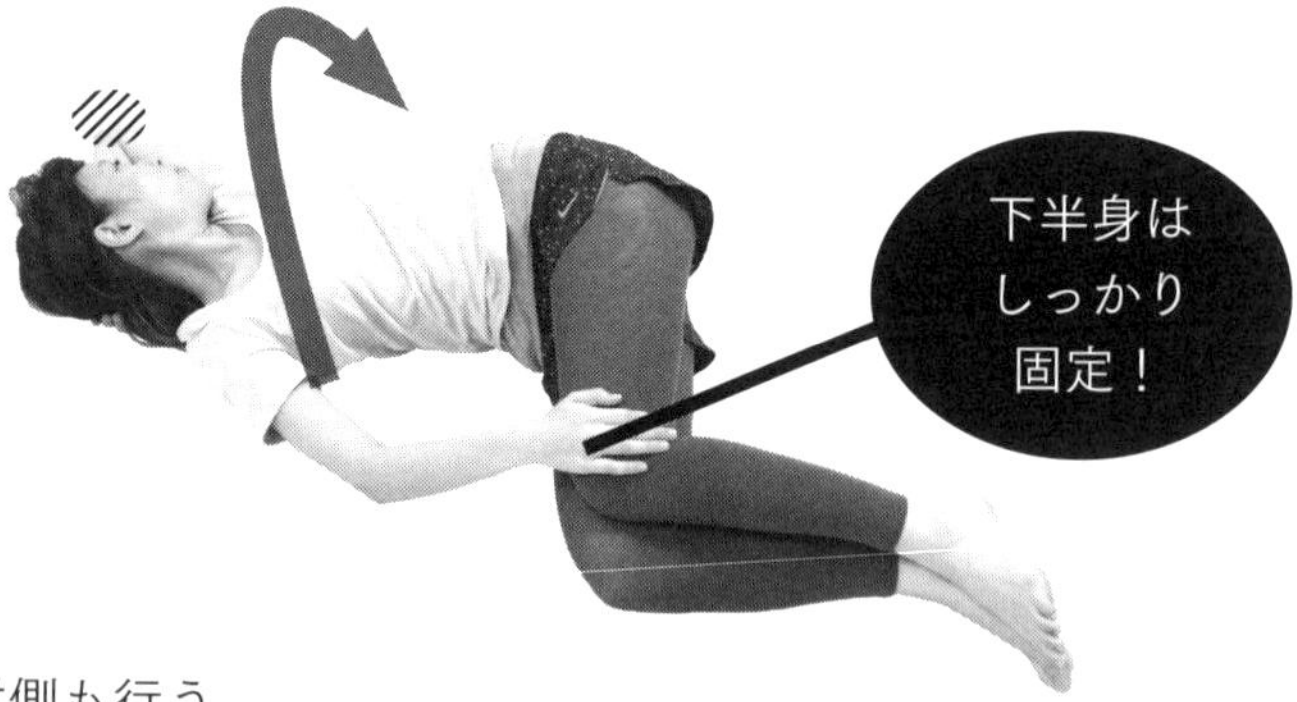

※反対側も行う

判定　肘が床につけばOK

できなかった場合→ P80「胸椎ひねりストレッチ」で改善！

【背骨の柔軟性チェック】

胸椎のばしテスト

正座の姿勢から膝を肩幅に開き、床につける。
土下座をするように、肘の力を抜いて
胸骨を床に近づけて背筋をのばす。

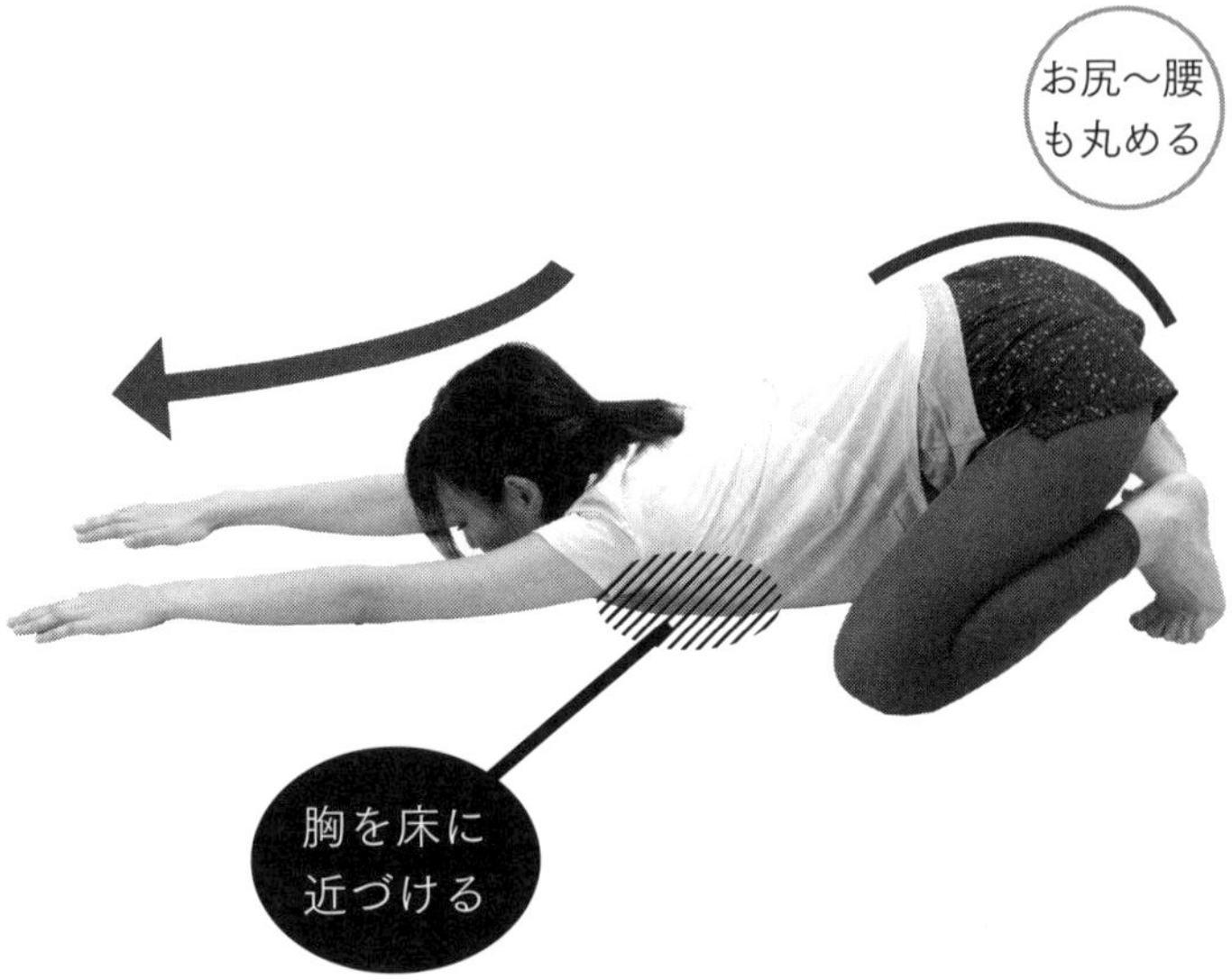

判定　胸骨が床につけばＯＫ

できなかった場合→ P82「胸椎のばしストレッチ」で改善！

【背骨の柔軟性チェック】
もも抱え込みテスト

横向きに寝て、上側の足を抱え込み、胸につける。
下側の足は３段階に曲げてそれぞれ行う。

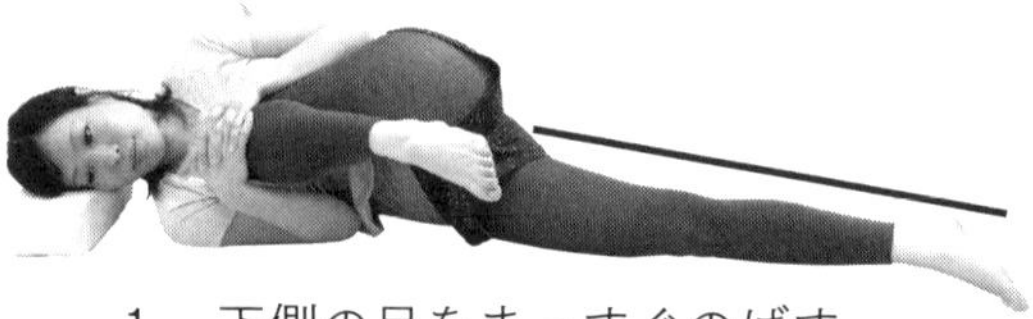

1．下側の足をまっすぐのばす

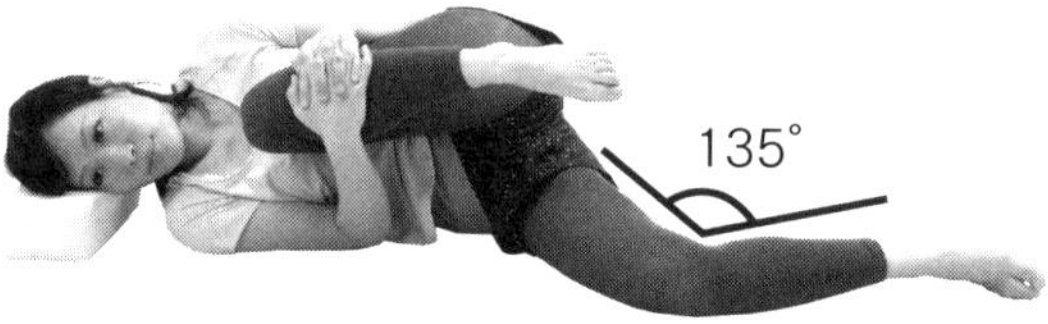

2．下側の足を 135 度に曲げる

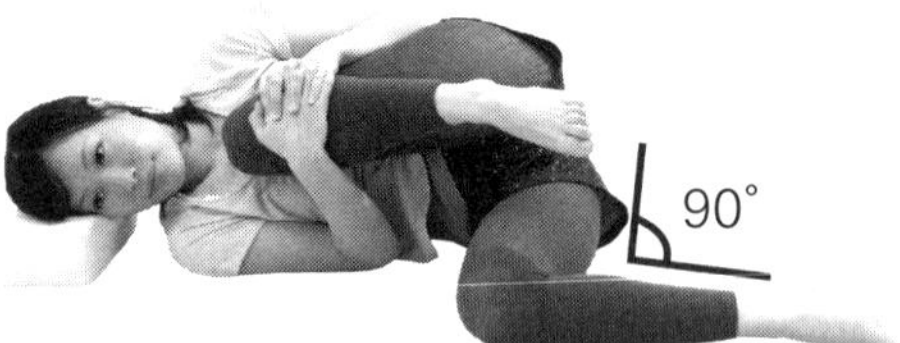

3．下側の足を 90 度に曲げる

※反対側も行う

判定　3つとも膝が胸につけばＯＫ

できなかった場合→ P83「胸椎のばし（座位）」で改善！

【背骨の柔軟性チェック】

背骨弓なりテスト

足を肩幅に開いて立ち、腰を後ろに反らせる

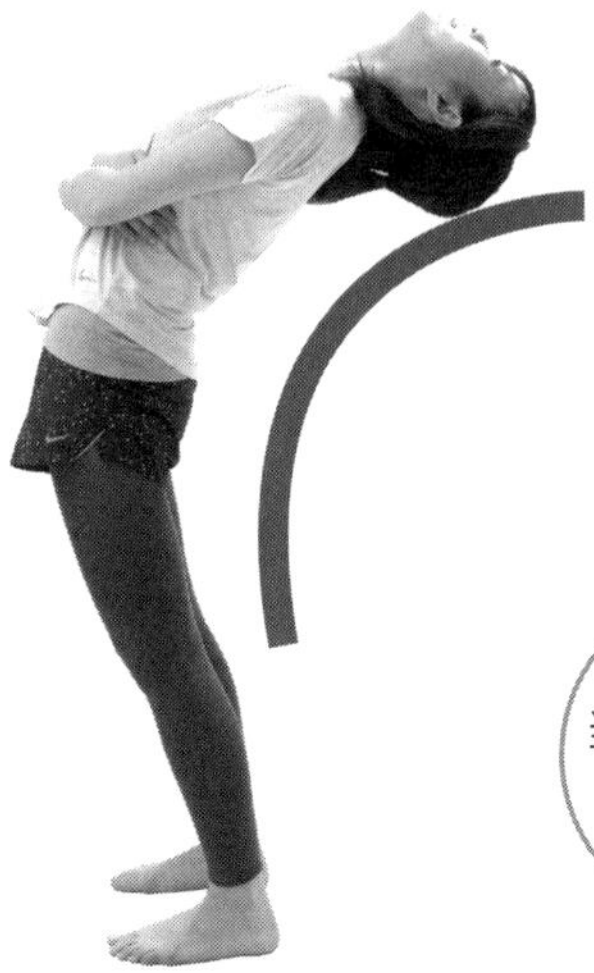

手は腰に当ててもＯＫ やりやすい位置で

判定　背骨全体が反れていればＯＫ

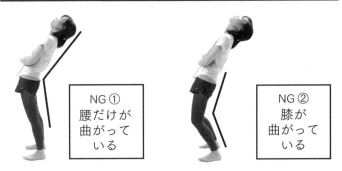

NG ① 腰だけが曲がっている

NG ② 膝が曲がっている

できなかった場合→ P80「胸椎ひねりストレッチ」、P82「胸椎のばしストレッチ」、P84「胸椎横たおしストレッチ」で改善！

いかがでしたか？　ご自身の今の姿勢と背骨の状態を把握していただけたでしょうか。

背骨の中にある脊髄には交感神経、副交感神経が点在します。良い姿勢であることと背骨の柔軟性があることは自律神経の乱れを防ぐ一因となります。

交感神経が過敏になっていると筋肉は硬くなってしまうので体の柔軟性が落ちてしまいます。よって、チェックにひっかかる項目が多い方は交感神経が過敏になっている可能性があります。

ひっかかったチェックに対して、それぞれ交感神経を整えるためのストレッチを第2章でご紹介していきます。現時点でこのチェックができなかったとしても、ストレッチやこのチェックの体勢でストレッチを継続的に行えば、柔軟性が上がっていきます。

第１章

自律神経とは何か？

名前はよく聞くけれど、「自律神経」が私たちの体で
どのように働いているのか、ご存知ですか？
日々休むことなく働いている神経のことを知ると、
より効果的に心と体を整えることができます。

自律神経は体を健康に保つための仕組みである

体の中における自律神経の役割は「内部環境のホメオスタシスの維持」とされています。少し難しいのでわかりやすく言うと、「内部環境」とは体の内側にある内臓や血管のことであり、「ホメオスタシス」とは体が生きるために必要な機能を一定に保つという意味です。例えば、どんなに寒い日でも暑い日でも私たちの体温がだいたい37度に保たれているのは、体が自動的に調整してくれているからです。寒ければ体をブルブル震わせて筋肉を温めることで熱を発生させ、熱ければ汗腺が開き汗をかくことで熱を放出し体温を一定に保ちます。

もう一つ例を挙げると、呼吸を意識的にしている人はいるでしょうか？　もちろん息を止めることや深呼吸をすることは意図的にできますが、「寝ている時に息を自分のペースでしよう！」と思っている人はいないと思います。１００メートルを全力で走った後では心臓が高鳴り呼吸も速くなりますが、少し休憩すると自然と脈拍も呼吸も元に戻ります。これらは自律神経が内臓や血管に働きかけて体を一定に保つように指令を送ることで無意識に行われています。

仕事や勉強に集中している時でも眠っている時でも、私たちが生きている間は自律神経が３６５日24時間たえまなく働いていることで成立します。

この働きが備わっているために、人は北極でも砂漠でも生きていくことができます。詳しいことは後述しますが、自律神経系は縁の下の力持ちでもあり見えない所で常に体を支えてくれていることが分かると思います。

体をとりまく神経系の構造

私たちの体は自律神経の他にも役割のある神経が行き渡っており、それらが相互に働くことで、体を動かしたり、五感で物事を感じたり、体調や体内リズムを整えています。これらを「神経系」と言います。自律神経を理解するうえで、その周辺の関係も理解するとより体のことがわかってきますので、一緒にひもといていきましょう。

中枢神経

神経系は「中枢神経」と「末梢神経」に分かれ、中枢神経は「中枢」の名のとおり神経系の中心的役割を担い、「脳」と背骨の中にある「脊髄」という場所に司令塔があります。

自律神経の周りの神経系

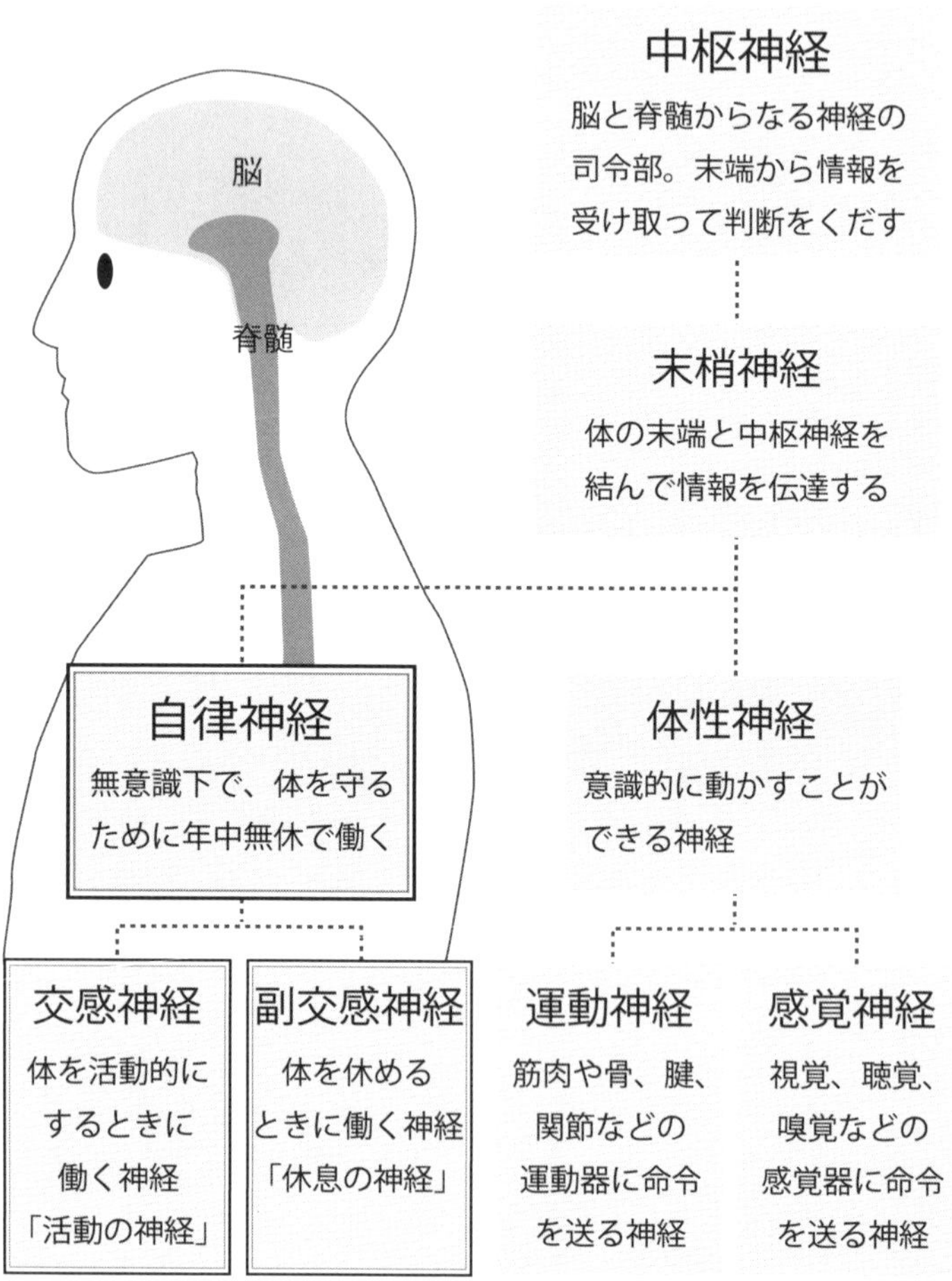

ここから全身に指令を送り体の先端の腕や足などを動かしたり、内臓で食べ物を消化するなどの指令を出します。またその反対で、寒い、熱い、硬い、軟らかいなどの感覚を末端でキャッチし、その情報が中枢神経に送られることで私たちは「感覚」として感じることができます。

末梢神経

末梢神経は、中枢神経と体の末梢を結び情報を伝達します。

体の末梢とは先ほどの中枢神経の「脳」と「脊髄」以外の神経系を指します。末梢神経には2種類あり「体性神経」と「自律神経」に分かれ、この2つは自分の意思で体を動かせるか動かせないかで分別されます。

体性神経

自らの意思で動かせる神経が体性神経で、さらに「感覚神経」と「運動神経」に分かれます。

感覚神経はいわゆる五感と呼ばれるものです。物を見る、聞く、においを嗅ぐ、物を触って熱さを感じる、舌で甘いや辛いと感じるといった感覚を、器官（目、鼻、耳、皮膚など）

を通して脳にその情報が送られます。

運動神経は体を動かすために脳から筋肉に情報を送り、腕をのばしたりボールを蹴ったりさせます。

自律神経

自らの意思で動かせない神経が、本書で取り上げる自律神経です。

「交感神経」「副交感神経」「壁内神経叢《へきないしんけいそう》」の3つに分かれます。自らの意思で動かせないというのは、生きるために必要な内臓や血管の働きを一定に保つという働きを、日常のあらゆる場面で行っているからです。

交感神経は悪者ではない～交感神経と副交感神経の役割～

交感神経と副交感神経はそれぞれが反対の役割を持ち、内臓や各器官に指令を送ります。

交感神経は「活動神経」と言えます。体の機能を促進させてエネルギーを使い、日中などの活動的な場面で働くことが多いです。車で言うと車体を前に進めるアクセルに似ていて、主に器官を覚醒、促進状態にしますが内臓機能は抑制に働きます。

副交感神経は「休息神経」と言え、車で言うとブレーキの働きを担います。臓器や器官をリラックスさせエネルギーを保存、回復させる働きがあります。リラックスした状態では脈拍はゆっくりになり、深い呼吸ができます。臓器では胃腸の動きが活発になり消化液の分泌が促されることで、より消化・吸収に適しています。体をスムーズに動かすために2つの神経はお互いに作用しあいバランスをとります。

交感神経は「活動神経」であり、運動中や仕事中の負荷に対して体を戦闘モードにしなければなりません。運動で走ったり、仕事で頭を使い気を高ぶらせなければならない場面では、手足などの必要な筋肉に多くの血液を送り、頭も覚醒状態に保つ必要があります。

そのため交感神経優位の状態では、心臓の働きを高め血液をたくさん送りだすので、内臓の働きを一時セーブさせ、血液が内臓以外の体に行き渡るように自動的に抑制します。

交感神経が高まっているはずの日中でも、食事をしてお腹いっぱいになると眠くなってしまう時がありますね。これは食べ物を消化するのに副交感神経が働き、内臓に血液を集中させて活動を促進するために脳が一時的に酸欠状態となり、副交感神経の作用も相まっ

交感神経と副交感神経の役割

体の器官	交感神経	副交感神経
心拍数	増える↗	減る↘
血圧	上がる↗	下がる↘
呼吸	促進する↗	抑制する↘
瞳孔	大きくなる↗	小さくなる↘
胃腸	抑制する↘	促進する↗
消化腺	抑制する↘	促進する↗
唾液	少なくなる↘	多くなる↗
膀胱	広がる（尿をためる）↗	狭まる（尿を出す）↘

基本的に、交感神経は体を活動的にさせ
副交感神経は体を休ませる働きをする

て脳が「眠い」と指令を出すためです。このように日頃の何気ない体の生理反応にも自律神経が関わっているということがわかります。

世間的には交感神経が高いと体に悪いというイメージがありますが、交感神経に常に適切な緊張があることが、生命活動にとって大前提になります。心身共に外的なストレスが生じたときに丸腰では耐えられません。体を守るために真っ先に働くのが交感神経の本来の役割です。

交感神経の反応は全身を巻き込む!?～分布の仕組み～

交感神経は背骨（脊髄《せきずい》）の中にあります。背骨は首、胸、腰と3つに分かれ、首で7個、胸で12個、腰で5個あり、背骨を支える土台に仙骨《せんこつ》という骨があります。

交感神経は胸と腰の中にある胸髄、腰髄に分布します。胸髄の1～4番から出た交感神経は「交感神経節」という中継地点から、目、涙腺、唾液腺、心臓、肺などの胸周りから上の臓器に行き渡り、胸髄5番～腰髄2番目から出た交感神経は「椎前《ついぜん》神経節」という中継地点を通ってお腹の中の臓器（肝臓、膵臓《すいぞう》、腎臓など）と骨盤の中の臓器（大腸、膀胱《ぼうこう》、

交感神経と副交感神経の分布

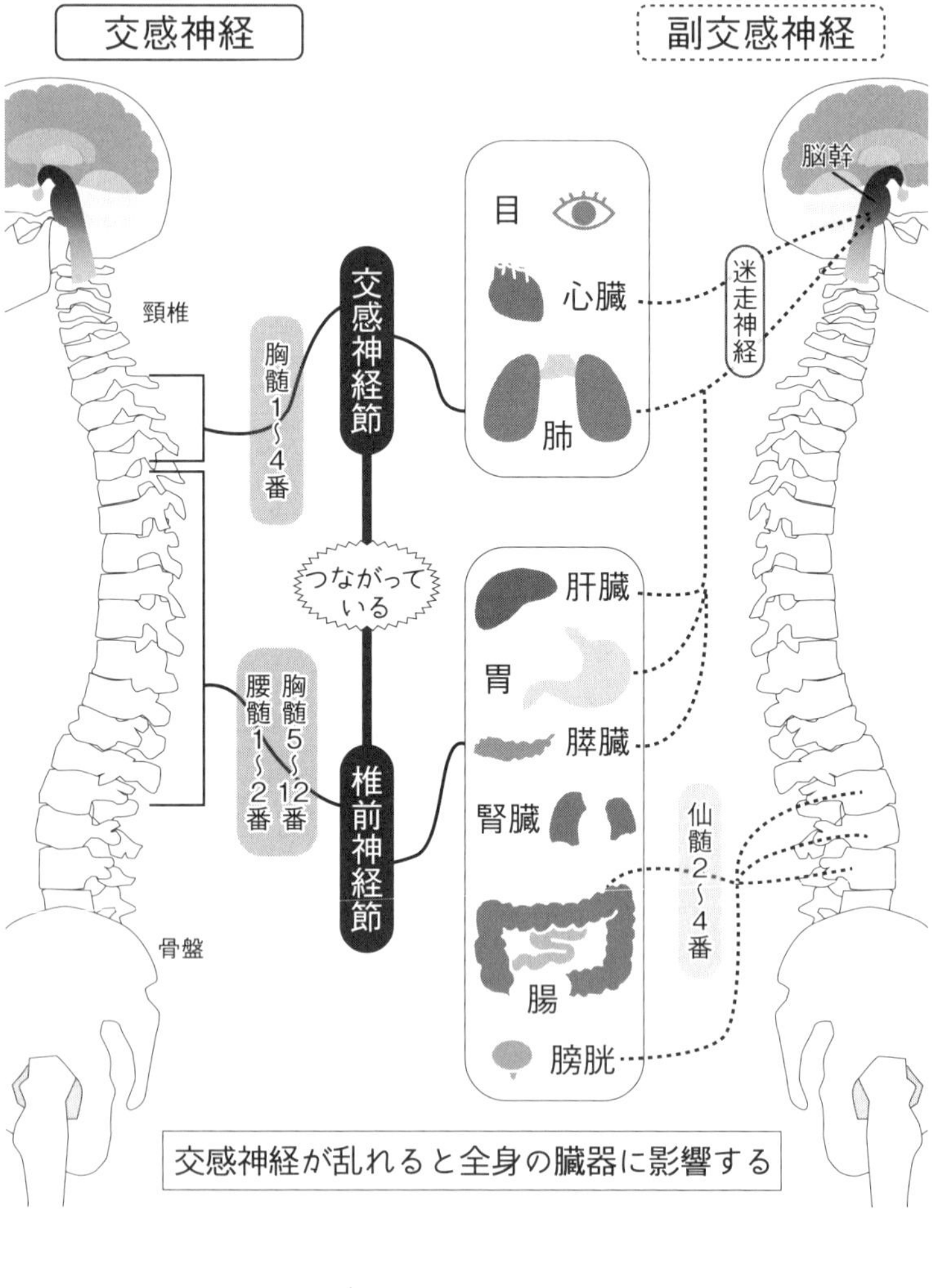

交感神経が乱れると全身の臓器に影響する

生殖器など）に行き渡ります。

また交感神経の分布には特徴があります。交感神経は背骨からいったん中継地点の「交感神経節」と「椎前神経節」に集まりそこから各臓器の働きを司《つかさど》りますが、これら2つの中継地点はお互いが縦に1本で繋がっているため、どちらかが反応するともう片方までも反応し、内臓に影響を与えるのです。

私が患者さんを診ていてよく見かけるのは胸椎の1～4番の背骨が丸まると「猫背」になり、背中が丸まった姿勢になると肺より上の臓器に影響が出るのですが、それだけではなく本来関係ないはずの、お腹周り、骨盤周りの臓器に影響が出るというものです。

一方の副交感神経ではこのような中継地点はありません。そのため作用する臓器が分かりやすいのですが、交感神経は連帯責任のように全体を巻き込んで反応してしまうという仕組みになっています。

これらの交感神経の特徴が何を表すかというと、体全体を巻き込んで反応する交感神経は発火すると一瞬で広がりますが、副交感神経は全体に発火する力がそこまで無いので、交感神経が優位になりやすいということです。外的なストレスに囲まれることが多い現代社会では、その傾向がより顕著です。

もう1つ、交感神経の分布には体に関係する特徴があります。

左の図をご覧ください。背骨の横の太い線が骨と血管に沿って位置する交感神経です。背骨の左右に沿って後頭部～首～仙骨まで流れています。交感神経は血管の壁を狭くしたり広くしたりする働きがあるので、人間の体の大きな動脈には交感神経が並走しながら分布しているのです。

つまり、背骨や大きな血管のある部分をストレッチしてあげると、交感神経の緊張がほぐれて結果として交感神経の働きを抑制することが可能になります。

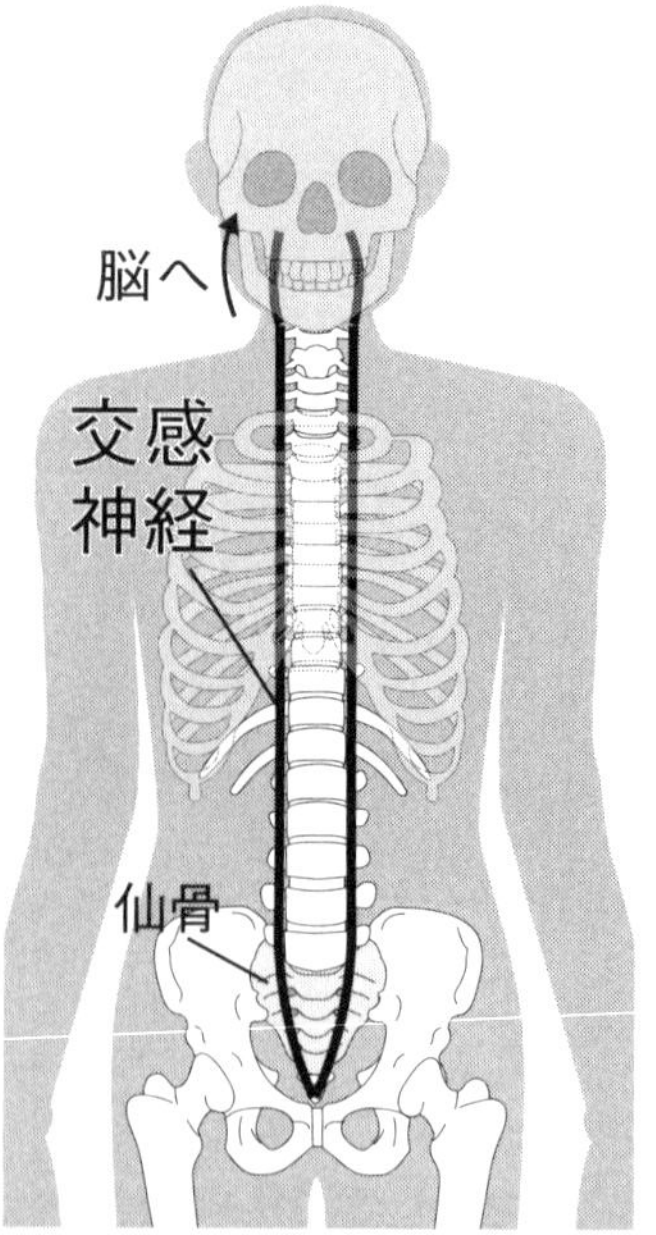

背骨と交感神経の
位置関係

本来、交感神経を直接触ったりすることは難しいのですが、首の骨は胸とは違い背骨を取り囲んでいる肋骨がないため、交感神経を触ることができます。

私たち理学療法士の世界では、よく「首はデリケートな部分」と言われます。それは脳と繋がる場所であり重要な神経が多く通っている場所という意味もありますが、その一つにマッサージなどでダイレクトに交感神経に触ることができるという理由が挙げられます。

不用意に首をマッサージしすぎたりすると過剰に交感神経の興奮が高くなり気分が悪くなったり、めまいなどを引き起こしてしまう可能性がありますので、首のストレッチ、マッサージを行う際は力強くではなく優しい力で行うのがいいでしょう。

副交感神経の分布

副交感神経は、脳の脳幹という場所と背骨の土台となっている仙骨の中の仙髄から神経がスタートします。脳幹からは迷走《めいそう》神経、動眼《どうがん》神経、顔面神経、舌咽《ぜついん》神経が出ていて、特に迷走神経は重要です。実に75％もの副交感神経を支配しており、胸、お腹、骨盤周りの臓器に影響を及ぼします。

仙髄から出る骨盤神経は骨盤の中の臓器を支配します。副交感神経は臓器の活動を活発にし消化や循環を促しますが、気管支に対しては気道を収縮させ狭める作用もあるため、呼吸器系の病気では副交感神経が高まると症状が悪化するケースもあります。

寝つくときに喉が苦しくなりせき込んでしまうといった症状も、寝るにあたり心身ともにリラックスして副交感神経が働くことで気道が縮まることが関係しているのです。

壁内神経叢と内臓のかかわり

最後に、自律神経の仲間である「壁内神経叢《へきないしんけいそう》」についてご紹介します。内臓や心臓、血管の壁に分布しており、これらの壁に刺激が加わると刺激が指令となり脳がその情報を受け取ります。わかりやすく言うと、内臓に体の中や外部から刺激が加わると副交感神経の活動が高まるということです。

自律神経の指令は脳から出ますが、それだけでなく内臓に刺激が加わることで壁内神経叢が反応し、脳に「副交感神経を働かせて！」と反射的に指令を出す仕組みがあるのです（内臓ー体性反射）。例として、膀胱に尿が溜まると膀胱の壁が刺激され、脳がトイレに行きたいと判断します。腸にも多く分布しており、腸の外側からマッサージをしたり、腹部のストレッチをすることで壁内神経叢の刺激が脳に伝達され、副交感神経の働きが活発になります。そのため腸の活動を高めることが結果として副交感神経の向上にもつながります。内臓などの体の内側を整えてあげることが自律神経の乱れを解消させます。

消化管は副交感神経の働きで、その活動が活性化されます。特に小腸、大腸にはその分布が多く体幹周りのストレッチを行うことで腸の動きが高まり、副交感神経が高まります。

臓器	壁内神経叢に影響する刺激
口・鼻 食道 胃 小腸	ストレッチ（伸ばす）、 飲食物の飲み込み、 温める、冷やす
大腸 胆のう	ストレッチ（伸ばす）、 飲食物の飲み込み、 マッサージ（圧迫する）

自律神経が乱れるとは？

自律神経はどういうときに乱れるのか？

「自律神経が乱れると体に不調をきたす」というのは、みなさんもよくご存知かと思います。では、自律神経はどのようなときに乱れやすいのでしょうか？

答えは「心と体」がストレスを受けた時です。ストレスは外的ストレスと内的ストレスに分けることができ、外的ストレスとは環境や人間関係、天候など自分の外側から受けるもので、内的ストレスは体の姿勢や物事の考え方など自分の内側から感じるものです。

次の項目に当てはまり、ストレスを感じている方は注意が必要です。

外的ストレス

【職場環境】長時間勤務、残業、プレッシャー、待遇への不満、部署異動

【生活環境】窮屈な生活空間、過剰な冷暖房、家事の負担、金銭面の困窮

【家族関係】親子関係、兄弟関係、夫婦関係のトラブル
【人間関係】恋人、友人、上司、部下、同僚、近所との付き合い
【生活リズム】不規則な生活、夜更かし、長時間のゲーム、偏食、暴飲暴食
【インターネット関連】SNS、チャット、掲示板
【災害】地震、台風、洪水、津波、火事
【騒音、振動】近隣住民の騒音、自動車の騒音、子どもの声、楽器の音、工事
【気候・気圧】季節の変化、高気圧、低気圧、異常気象

内的ストレス

【姿勢】猫背、側弯《そくわん》（左右への傾き）、反り腰、ストレートネック
【体の痛み】関節の痛み、筋肉の痛み、持病、心身障害
【体質】からだの調子を崩しやすい
【性格】イライラしやすい、神経質、我慢しやすい、正義感が強い
【考え方】マイナス思考、他人の目が気になる、些細なことが心配になる、自分中心の解釈

いかがでしょうか。複雑多様化した現代社会には、これだけのストレスの原因となりうるものがあふれかえっています。このうちの1つだけではなく複数を悩みとして抱えることで自律神経に影響し、ストレス耐性が高いか低いかによってもその感じ方が違ってきます。

ストレスは、日常生活を送るうえでは避けて通れません。各々でその感じ方や捉え方も異なります。ですから私は、ストレスを完全になくすよりもむしろ「解消できるストレス」を増やしていくことや、ストレスとの付き合い方、捉え方が非常に大事であると考えます。

しかし、ストレスを抱えすぎてしまうとどうなるのか。「心と体」にもたらすストレスで自律神経を乱してしまった患者さんの例を次のページからご紹介します。

私が普段勤めている整形外科クリニックでは、慢性的な腰痛に悩まされている方を多く見ることがあります。

以前担当させていただいた方は70代の男性で5年続く腰痛がありました。腰痛以外は元気そのもので、会社を長年勤めあげて多くの部下の方に慕われ、とても真面目な印象がありました。退職後にぎっくり腰を経験してから腰痛に悩まされ、早く良くなりたい一心から整形外科に熱心に通っていましたが、医師からは毎回「年だから仕方がない」と言われ湿布を出されました。違う整形外科を何軒か回っても「年だから……」という回答に納得がいかずに悩んでいたそうです。

釈然としないながらも「あまり無理をしないように」との指示を守り、日課であった体操も止めて外に出る機会も減ってしまいました。

私が初診で見た時の男性の主訴は「寝返ったり、腰を曲げたりすると痛い」とのことで夜眠るのも寝入りが浅くなり、ここ最近はよく足を攣《つ》ってしまうようでした。全身の筋肉は腰を中心に緊張し常に力が入っている状態です。

このようなケースでは「痛みがある＝安静にしなければいけない」という観念から不安を抱き、「不安な気持ち＝交感神経優位」という状態になりやすいのです。安静にしていることで筋肉も柔軟性を失い、運動が行えておらず交感神経優位になることで、かえって血液の循環も悪くなり良い影響がありません。

実は、脳科学の知見から慢性腰痛は脳が痛いと感じることに慣れてしまっていて、常に痛みを意識してしまうあまり、腰痛を引き起こすと言われています。関節や筋肉の問題が無くても体の中で痛みを生む体内物質が放たれて痛みとなり、自律神経も乱れてしまうというメカニズムです。

「痛みがある↓運動をやめる↓体力や免疫力が落ちる↓違う不調を引き起こす↓マイナス思考に陥る」という悪循環が生まれてしまうのです。

患者さんがどのような体の悩みを感じているのか、どのような生活での不便さを感じているのかという「心と体」両方の不安を、どのようなアドバイスをすると解消できるかと考えながら、私は話をじっくり聞いて探っていきます。

この男性には、「慢性的な腰痛は運動をすることで少しずつ良くなるということは研究でも証明されているから、まずは少しずつ運動を再開しましょうね」とお伝えし、脳から「痛み＝不安」という状態を引き離して自律神経を整える作業を行いました。

その後は痛みのない範囲で以前やっていた体操を行ってもらい、一緒に数回のリハビリを少しずつと、並行して副交感神経を高める体操を行っていきました。

それから3か月後、男性は「痛みはあると言えばある、だけどもう気にはならなくなったよ」という状態に変わり、以前あった寝入りの悪さと足を攣る症状はなくなりました。

私はこのような交感神経絡みの腰痛では、手を使って体を整えることは積極的に行っていません。あくまでご自身の考え方を変えて痛みを慢性化してしまう悪いループを断ち切ることが重要です。このように考え方を変えて行動が変わるだけで物事をポジティブに捉えることができ、自律神経も含めた体への良い影響も現れてきます。

この男性は、「体の痛み」という内的ストレスをきっかけに、「医師との関係性」という外的ストレスも加わって自律神経が乱れてしまいました。

心と体を整えるためには、ストレスになるものとの付き合い方を整えて自律神経がコントロールされていることが大事になってきます。

自律神経が乱れるとどうなるか？

自律神経が乱れると、体にはどのような症状が現れるでしょうか。

例えば、世の中に警察や消防士がいなかったとしたらどうなるでしょうか？　生活の安全を守るのが警察官、災害があればかけつけてくれるのが消防士です。

私たちの生活の秩序を守ってくれている役割の人々が存在するように、私たちの体の中の秩序を維持しているのが自律神経です。自律神経が乱れるということは体内の治安が乱れるということです。

症状としては次のようなものが挙げられます。

◎全身症状

疲労感、倦怠感（だるさ）、めまい、たちくらみ、動悸、睡眠障害、食欲不振、呼吸が浅くなる（息苦しさ）、発汗障害

◎部分症状

慢性的な肩こり、腰痛、薄毛、頭痛、生理痛、耳鳴り、食道が詰まった感じ、手足の冷え、

便秘、頻尿、眼精疲労、のどの渇き、皮膚の乾燥、インポテンツ

◎心の症状

不安感、憂鬱感、イライラ感、無気力

ここに挙げた症状は誰しもが一度は経験したことがある、または現在もこれらの症状に悩まされている、慢性的に症状があるけどもう体が慣れてしまっていてよく分からないなど、今の体を見つめ直したときに当てはまるものが少なからずあると思います。

これらは自律神経の乱れに起因するものであり、かなり「身近」な症状たちと言えます。症状の重さや症状に対する悩みは各々違いがあれど、これらが自律神経の影響を受けているとなると自律神経を整える必要性に気がつくと思います。

「病」には必ずきっかけがあります。暴飲暴食の先に健康があるかと言われれば答えはノーであるように、自律神経が乱れた先には体の不調が引き起こされます。

私が以前受け持った患者さんで、自律神経の乱れから生じる「頭痛」に悩む高校生がいました。その具体例をご紹介します。

冬から春に移り変わるまだ肌寒い季節に、高校2年生の女性が頭痛を主訴として私のもとに訪れました。

話を聞いてみると大学受験に向けて自分も周りも徐々に受験勉強モードになっていて、本人もやる気になり机に向かうのですが、30分ほど経つとすぐに片頭痛がきてしまうとのこと。最初は気にせずに勉強を続けていましたが、いよいよ頭痛がひどくなり集中できないとのことでした。

頭痛をきたしてしまう原因は各種あるのですが、私は自律神経の乱れからくる頭痛だと考察しました。元々負けん気の強い性格ということと最近は寝入りが悪く夜中にすぐ起きてしまい便秘も続いているとのことでした。事前に依頼していた勉強姿勢を動画で撮ってきてもらい注意深く見てみると、長時間、癖で顎《あご》を傾けており、猫背で首が亀のように前に突き出ている姿勢となっていました。

これらの所見から、交感神経が過度に興奮している状態に近いと推測しました。首は交感神経の影響を受けやすいので、首が斜めになり亀のように突き出していると、交感神経を刺激してしまい症状として現れます。交感神経が優位になると大腸の動きは悪くなって便秘気味になり、安眠に入るための副交感神経を阻害し疲れが抜けにくい状態となります。

また、頬に頬杖をついた姿勢も、自律神経に良い影響はありません。顎の関節の溝には副交感神経でもある迷走神経が走っており、バランスの悪い姿勢をとっていると片側の顎のかみ合わせが悪くなり副交感神経の乱れが生じます。

交感神経を優位にするこれらに起因して、長時間勉強していると頭の血管が締め付けられ血流が悪くなることで循環が滞り、頭痛になると考えました。リハビリではまず姿勢を正すことから始め、負担の無い正しい座り方や凝り固まった首周りの筋肉、背骨の調整を行いました。姿勢を正す以外では、お風呂は必ず湯船に入るようにし、寝る前には深呼吸とストレッチを行ってもらいました。

すると変化はすぐに現れ、まず寝入りがよくなったとの報告がありました。そして便秘も改善され、癖になっている姿勢は2カ月もすると綺麗になり、勉強時間は当初の30分から2時間に延びているとのことでした。

そしてリハビリを終了した3カ月目には3～4時間まで延びたそうです。もちろん途中で休憩も入れますが、勉強中に頭痛がきても呼吸を意識して副交感神経を高めると頭痛が治まるようになり、過剰であった交感神経を上手にコントロールすることができるようになりました。

こちらの女性は、受験という環境のストレスもありましたが、姿勢の悪さという内的ストレスを解消することで自律神経を整えることができました。

自律神経の乱れは体調不良のきっかけになりますが、逆に捉えると健康を維持するためのきっかけでもあります。現代社会においては交感神経が過剰に高い状態が続くケースが非常に多いです。忙しい労働環境や複雑な人間関係はその要素を助長しますが、何か症状を感じたらすぐに対処することで自律神経を上手に整えましょう。

自律神経の乱れを放っておくとどうなるか？

自律神経の乱れによる症状は多岐にわたりますが、それらを放っておくと重篤なケースに陥ることもあります。

前項で述べた倦怠感、頭痛などの症状はいわゆる「自律神経症状」であり、あくまでも体や心に感じる症状であります。この症状がある要件を満たすと症状群や疾患名を指す総称に変わります。以下では症状が進行すると陥る可能性がある症状群と疾患を挙げます。

【症状群】

◎自律神経失調症（日本心身医学会）

これは、「自律神経症状があるが、検査結果では臓器や組織に病的な異常はなく、目立った精神的な病気もない状態」です。

特徴として、「薬を飲むと一時的に症状は軽くなるが薬を止めるとまた症状が再発する」「頭痛と便秘、動悸と腹痛など関連の無い症状が連続的や同時に起こる」などがあります。

◎心身症（日本心身医学会）

これは病名ではなく様々な症状の総称です。つまり「身体症状のうち、ストレスや心の問題が大きくかかわっているものであり、検査で器質的、機能的障害が認められるものを言う。ただしうつ病や神経症などの精神障害に伴う症状は除く」という状態です。

症状は自律神経が作用する器官に出やすく、自律神経失調症と混同されやすいです。

心身症は例を挙げるとイメージしやすいかもしれません。「過敏性腸症候群」「胃・十二指腸潰瘍」「片頭痛」「メニエール病」「過換気症候群」のように、自律神経症状が特定の部位で強く出て臓器や組織に異常が見られた場合に、医療機関でそういった診断名に追加して「心身症」と付けられるケースがあります。

【疾患】

◎精神疾患（気分障害、神経症）

精神疾患は自律神経症状とは別物です。

精神疾患は脳内の神経伝達物質のアンバランスによって生じます。気分障害では、ストレス病の代名詞でもある「うつ病」「躁うつ病」が、神経症では「全般性不安障害」「強迫性障害」「身体表現性障害」などがあります。

これらは、自律神経症状を伴うことから自律神経失調症と同一にされることがありますが、別の病気になるので早めの検査で適切な治療が必要になります。

私が担当した方の中で、複合的な症状を見落としてしまったことで病状が進んでしまった患者さんとの話をご紹介します。

その方は、交通事故で骨盤を骨折してしまった50代の男性の方です。

男性は獣医をされていてご自身の動物病院をお持ちでした。出先での事故であったため、私が勤めていた離れた地の病院でそのまま手術~入院となり、必死にリハビリを行いました。

2カ月が過ぎると日常生活を送るうえでは支障が無く、痛みも無い状態で退院されました。ただ1つ心残りだったのは、入院中に長く動物病院を空けてしまっていることがストレスとなり、自律神経症状として不眠と倦怠感がよく出ていたことです。

そのときは心療内科の薬も併用して症状は落ち着いてはいたのですが、退院後にそちらのフォローもしっかりできるかどうかが気がかりで、病院のメールアドレスにて経過を1カ月ごとに送っていただいていました。

そうして退院後もフォローをしていましたが、数カ月が経った日からぱったりとメールが途絶え半年の空白期間が生じました。その後、久しぶりにメールをいただき、動物病院の対応に追われ慌ただしい生活を送っているとの現状報告が記されていました。同時にそこには、その後のリハビリができていないこと、また不眠と倦怠感が強くなり薬を服用していること、それでもなかなか症状が取れないことが書かれていました。私は忙しい状況も知っていたので、副交感神経を高めるようなストレッチや日常での方法を教え経過をみましたが、その後からまたメールが届かなくなりました。

元気にしてるかな、と心配ではありましたが、私も日々の業務に追われその方のことが頭から離れていました。

そんな折に、一通の手紙が届きました。送り主は男性の奥さんで、その方は私とのやりとりが途絶えた数カ月後にガンで亡くなられたそうです。手紙によると体調がいよいよ悪化し、様々な病院に行ったものの、風邪や自律神経失調症と診断され薬で様子を見ていたようでした。煮え切らない思いからいよいよ専門病院で精密検査を受けるとガンと診断され、ガンは既に進行しており、治療をする間もなくその方は亡くなられたとのことでした。

唐突な知らせにショックを受けたのはもちろんでしたが、メールでの相談があった際にその事実に気づけなかったという現実を受け入れることができませんでした。

自律神経症状には熱発《ねっぱつ》や倦怠感があり、ガンにも同様の症状が出ます。自律神経症状は出やすい、出にくいという個人差がありそれ自体は深刻な病気ではないものの、経過や症状の変化にもっと目を向けるべきだったと後悔しています。

症状が長期にわたる場合や複合的な症状や特異的な症状が出た場合は、早めに検査を受け予防することが肝要だと心から思った出来事でした。

肩こりや疲労感のように日常的に感じやすい症状も、複合的に現れたり、気分が落ち着かずに行動がおかしいと思う場合は専門病院を受診してください。1つの症状が強く出る場合も疾患としての扱いになりえるので、症状の感じ始めや予防の段階での受診をおすすめします。

その症状が軽度の自律神経症状なのか、専門機関での治療が必要なのかは症状の現れ方によって異なりますが、自律神経の症状は多岐にわたり複数の症状が重なり合っていることもあるため、断定的に診断ができないのが現状です。自分が現在どの状態にあるかというのは、厳密にはしかるべき専門医の助言が必要となります。

ですので、自覚的に自律神経症状があると感じたらまずは、本書でお伝えする自律神経調整法から始めてみるといいでしょう。それでも解決しない、他の症状が出てきたということがあれば、すぐに専門機関を受診していただくことをおすすめします。

1章のまとめ

自律神経が体の中でどのような役割を担っているか、どういう仕組みになっているか、ご理解いただけたでしょうか。「心と体が体調に影響を与えている」という意味も深く実感していただけたのではないかと思います。

自律神経への体からのアプローチと心からのアプローチの2通りがあるとご紹介しました。では「心と体」どちらから整えた方がいいのかというと、両方並行して行うことが推奨されますが、効果を得られやすくなりますので導入としてまずは「体」へのストレッチを行っていただければいいと思います。

ストレッチを行ったり姿勢を整えていき、第3章でご紹介する「日常生活でできる自律神経のセルフケア」を実際の生活場面で取り入れながら定着を図って、さらに「心」を整えることでより効果が得られればベストです。

自分と向き合いポジティブな心を持ち、今よりも素敵で幸せな人生を送りましょう。

短期間で自律神経の乱れを改善する方法は？

自律神経を整えるには継続が必要ですが、どうしても早く整えたいという方向けに、短期間で自律神経を整え改善する方法をご紹介します。

①思考の調整と行動でストレスを軽減させる

ストレスに感じている対象への考え方を変えることで、心の負担を軽くし自律神経を整えます（詳しくは第４章）。

②序章で行ったチェックテスト４つの動き

チェックテストの動きは、背骨を整えるのに効果的です。

姿勢の重心が真っすぐになることで首、胸、腰の背骨が整い交感神経、副交感神経のバランスが良くなります。また背骨1つ1つの柔軟性もあがり、より効果が期待できます。

チェックテストではその動きが完璧に達成できなくても、できる範囲でストレッチするだけでも大丈夫です。

③呼吸法

深呼吸を行います。鼻から４秒で吸って口から８秒かけて吐きます。深呼吸をすることで手足の末梢への血流量が増し、縮んだ血管の壁を拡張することで副交感神経も高まりリラックスする効果があります（詳しくは第３章Ｐ99）。

④内臓マッサージ

内臓は副交感神経の活性化により消化や吸収を促進します。つまり内臓をストレッチやマッサージで刺激をすると、副交感神経の神経回路が脳に伝達されるので副交感神経が高まります（詳しくは第３章Ｐ１４３）。

第2章

自律神経を整える体のストレッチ

自律神経と深く連動している「姿勢」を正すことは
自律神経の働きを整えることにつながります。
家でも、職場でも、ふとした場所で気軽にできる
ストレッチをご紹介します。
手軽に、気持ちよく、体をリセットさせましょう。

自律神経の乱れはどうすれば改善できるのか？

結論から言うと、多くの場合はいかに副交感神経を高めることができるかになります。

自律神経の理想の状態は、交感神経と副交感神経が共に高い状態です。この2つはシーソーのようにどちらかが働くとどちらかがその働きをしなくなるというのではなく、お互いが常に強弱をつけながらコントロールしあっています。

あくまでもそのバランスが非常に大事で、交感神経が高すぎて副交感神経が低すぎる状態ではすぐに体の不調をきたし、逆に副交感神経が高すぎて交感神経が低すぎる状態ではうつ病などの精神疾患になりやすいです。また、交感神経、副交感神経ともに低い状態ではバランスは悪くないので不健康ではありませんが、活力がなく、体も疲れやすい状態と言えます。実はこの状態が一番パフォーマンスは悪いです。

自律神経のバランスは、「交感神経：副交感神経」＝「1：1.5」のバランスであれば症状として現れない範囲と言われています。交感神経が過剰であっても副交感神経も同様に高い状態であれば、良い均衡状態にあるので問題ありません。

現代のストレス社会では交感神経が優位になることが非常に多いです。また年齢的な要素として、交感神経は年齢の影響を受けないのですが、副交感神経は男性では30代、女性では40代を目途に大きく衰えてきます。副交感神経が低下すると血管の老化が進み免疫機能の低下も招くため体は弱くなりやすいというデータもあります。その一方、7人に1人は副交感神経が過剰になっているというデータもあります（自身の自律神経の状態チェックは第4章で行います）。

自律神経を整えるポイントは2つ、「脳（考え方）」と「体（姿勢）」を変えることです。この章では、「体（姿勢）」をまず整えていきましょう。

背骨の柔軟性と姿勢のバランス

自律神経を整えるためには、交感神経と副交感神経の出発点が点在する背骨が柔軟であることが重要です。背骨は生理的にS字をしていますが、1つ1つの骨が積み木のように連なることで1本の背骨になり、その間の椎間板と呼ばれる水分のクッションによって衝撃を吸収し背骨の柔軟性を保っています。

ここで、前に体を倒したり、後ろに反ったりする動きをしてみてください。人によっては手のひらが地面につくくらい前屈できたり、後ろの人が見えるほどに後屈できたりします。これらが可能になるためには筋肉の柔軟性や他の関節の動きの良さが関係してくるのですが、大前提としてS字の背骨自体が柔らかいことが必須です。

スポーツの現場でよく「体が柔らかいと怪我をしにくい」という言葉を耳にしますが、それはなぜでしょうか？

車同士の正面衝突を思い浮かべてください。鉄の塊が物凄いスピードで正面からぶつかりあえば、計り知れない圧力がかかりバンパーからガラスまで粉々になるでしょう。

しかし、片方が野球のボールだったらいかがでしょうか。お互いに時速１３０ｋｍで正面からぶつかり、野球ボールがフロントガラスに当たったとします。おそらくフロントガラスは割れてしまうか、ヒビが入るかもしれません。しかし野球ボールはその形を維持したまま、飛ばされるだけです。金属でできた車は剛性が高い分、応力（衝撃が伝わる力）が分散されにくく一点に力が集中します。中身がコルクでできた野球ボールは剛性が低く、ぶつかった瞬間は変形しますが力が分散されるので、元の形に戻ります。

これらは人の体全体にも言えることです。人の体は１つの塊で動いているように見えますが、各関節がその周囲の筋肉、靭帯《じんたい》によって可動性を保ちながら全身運動を可能にしています。これを先ほどの正面衝突の話になぞらえると、体が硬い方が、応力が分散されずにどこかの関節の負担となって怪我に繋がります。体が柔らかい方が日常生活や運動では負担なく生活できると言えます。

背骨の話に戻るとS字状の背骨が前屈、後屈した際に綺麗な弓なりにカーブを描いていることが理想の背骨の柔軟性になります。この柔軟性があれば様々な姿勢を取った際に背骨同士がバネのように衝撃を分散し、1カ所に応力が集中することが防げます。

柔軟性の他にもう1つ、大事な要素があります。左右のバランスです。真っすぐに立った時にS字の背骨の他に真っすぐ立てているかという重心の指標があります。

交感神経の出発点は胸髄・腰髄に、副交感神経は仙髄に分布することはお伝えしましたね。背骨の重心線のバランスが逸脱し、背骨の柔軟性が損なわれると、背骨に点在する自律神経たちも正常な働きをすることができずに、乱れやすい状態になります。

また、このように悪い姿勢になると、悪い姿勢を正すべく骨から骨についている筋肉がゴムのようにパンパンに張って姿勢を支えます。筋肉の中には血管があり、血管の周りには交感神経が走っています。背骨の横を走っている交感神経のみならず、筋肉の張りによって血管周囲の交感神経も圧迫されることで、交感神経過敏となり自律神経が乱れる原因になります。

人間の体は、老化に伴って筋肉の衰えや柔軟性の低下、骨や軟骨の変形などによりS字状に保たれていた背骨が丸みを帯びていきます。

しかし20代、30代でも姿勢が丸みを帯びて「猫背」姿勢の方も多く見受けられます。これらは身体的な衰えからくるものではなく、体のゆがみによってゆがんだ筋肉にひっぱられる影響で起こっています。精神的に落ち込んだときの姿勢の悪さでも同様です。

自律神経の乱れは、自律神経が司っている内臓や血管たちも姿勢の悪さに伴い圧迫されて、それがさらに自律神経の乱れに拍車をかけます。

ですのでここでは「背骨に柔軟性があり真っすぐにのびた姿勢」を「体」の理想として整えていきたいと思います。特に前後左右の姿勢のバランス、首、胸、腰の背骨と仙骨の柔軟性を重視します。

ここで1つ補足をさせていただきます。実は体のゆがみというものは、人間誰しもが持っている「個性」です。「ゆがみ」や「ズレ」というのは、厳密に言うと髪の毛の分け方や足の組み方によっても生じます。また、人間の肝臓は右側にしかありません。利き手と反対の手が存在するように、人間は生まれつき「ゆがみ」や「ズレ」を持っているものです。

つまり、痛みや不快感を伴う症状が出ていなければ、小さなゆがみは気にすることはありません。ゆがみが大きくなり、痛みや不快感を伴う神経や関節の膜に負担が加わることで症状として現れます。この場合は「ゆがみ」が原因となりますので、対処する必要があります。

ではなぜゆがみが悪いと言われるかというと、ゆがみは確かに体を動かすにあたって非効率的で、余分な力を生んでしまいやすく疲れが早くたまったり、体が力んでぎこちなくなります。例えば、呼吸をするときに通常は肋骨が上下左右に膨らむようになっていますが、肩が下がり猫背の姿勢になると、その膨らみが小さくなり浅い呼吸となってしまいます。また、猫背では体の重心が後ろにかかってしまい、そのバランスをとるために太ももで踏ん張ることで、常にスクワットをしているように太ももに負担がかかります。

非効率的な動きは自律神経も例外ではありません。人間は「ゆがみ」を持ちながらも、その人が動きやすいように脳や感覚で姿勢を調整することで形作られます。これがいわゆ

「良い姿勢」と「悪い姿勢」とは？

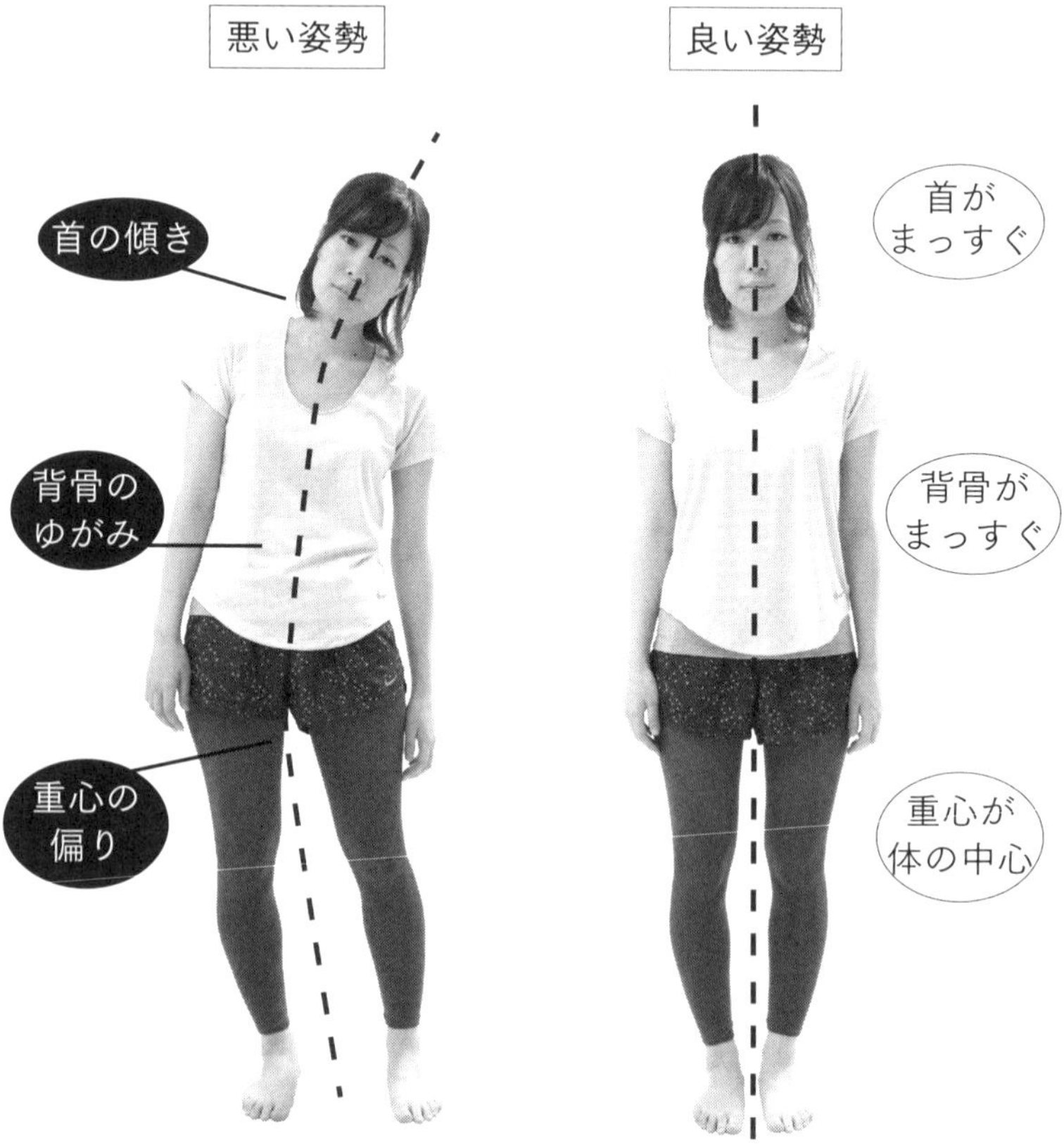

る動作やしぐさといった「くせ」を指します。

姿勢が悪くなってしまう大きな理由の1つは、「骨の成長過程での過ごし方や日常でのくせ」です。陸上競技をしていれば、トラックを左回りに回るため体は左ひねりに向きやすく、野球では右投げ投手であれば右肩の外に開く回旋が強くなります。日常でも毎回同じ側の足で足を組んでいたり片側の手で頬杖をつくなどでも同様のことが言えますし、成長期が終わってからでも同じ姿勢でのデスクワークは背骨のゆがみにつながります。

背骨の他にポイントとなる部位は、内臓と大きな血管が通る筋肉です。姿勢が丸くなると、肋骨が下がり呼吸のときにその開きが悪くなるので、逃げ場を失った内臓は下に下に下がっていきます。いわゆる下っ腹が出た状態です。さらに丸まった背中のせいで肋骨や骨盤によって締め付けられる状態となります。

つまり、姿勢の悪さで内臓が圧迫され、その働きが悪くなると、おのずと消化器系を司っている副交感神経の働きが悪くなるということです。交感神経が優位になりやすい現代社会において、これはとても致命的なことです。内臓のストレッチについては第3章で詳しく紹介します。

体を整えるストレッチ

それでは、実際に自律神経を整えるための背骨のストレッチをご紹介していきます。体の上から順番に「頸椎《けいつい》（首）」「胸椎」「腰椎」「骨盤帯」をストレッチしていきましょう。

ご紹介するストレッチの多くは、仕事中や家で作業の合間にできる「ながら体操」となっております。序章で挙げたチェックリストを基にご自身にあったストレッチを行っていただき、最後に必ず締めの「全身調整ストレッチ」を行います。

構えることなく気軽に行い、「のびてるな〜」と実感することが大事ですので、ぜひ時間を見つけてこまめに行ってみてください。

本書を通して、ストレッチを行う際の注意点です。

※ストレッチをする際は強い痛みを伴わないようにしましょう。痛みを伴うと交感神経が高まってしまうので、あくまで「気持ちよくのびている」程度で行います。

首は5秒、上半身は10秒、下半身は20秒の目安で行ってください。

※回数は細かく設定しませんが、目安として1時間に1セットくらいをおすすめしてい

ます。可能であれば、できるだけこまめに行うことで効果が高まります。

※ストレッチをする時の原則は吸気と呼気の割合を1：2にすることです。3秒吸ったら5～6秒で吐きます。

唯一、呼吸だけは私たちの意識の元でコントロールできるので、ゆっくりした呼吸を行い副交感神経を高めていきましょう。呼吸で肋骨が横に広がると、横隔膜を通じて内臓のストレッチにもなります。

ちなみに、ヨガは腹式呼吸を意識してゆっくり動くので副交感神経を高め、ピラティスは胸式呼吸で躍動感のある複合的な動きを行うため交感神経を高めると言われます。

第4章に、交感神経と副交感神経のバランスを確かめるチェックシートがありますが、そこで副交感神経の方が高いと判定された場合は、紹介するストレッチを動的に行ってみてください。ゆっくりのびる感覚ではなく、「これ以上行かない」というところまで反動をつけて、全力を出したときを100％とすると30％程のスピードと力で反復して行います。強く行いすぎると筋肉や筋を痛めてしまうので注意してください。肝心なのは熱心に続けることにありますので、まずは3週間、そして3カ月間続けることから始めましょう。

【背骨ストレッチ】

首のストレッチ

基本姿勢

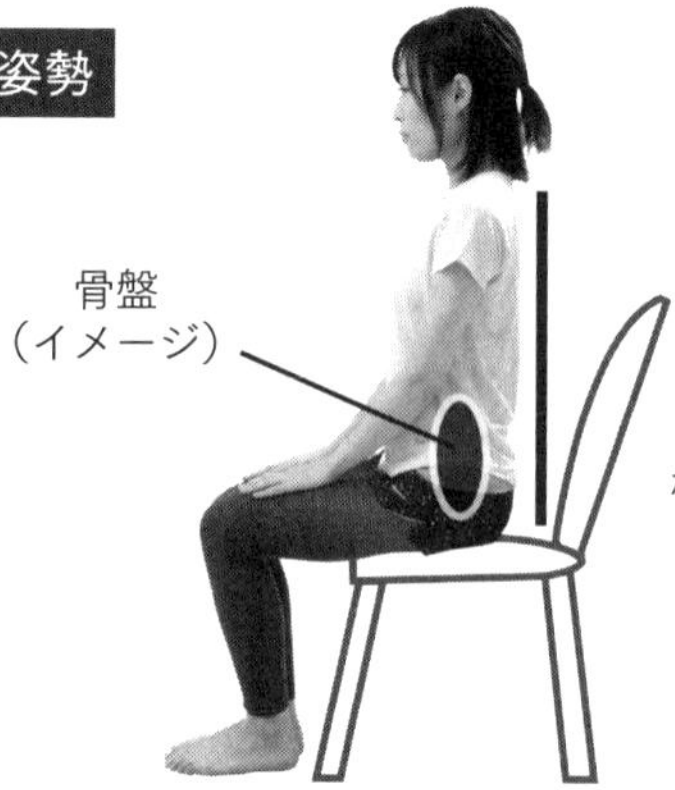

椅子に骨盤を起こして
背筋をのばして座り、
肩が丸まらない
ようにする

頸椎の前のズレに対して

①頭を後ろに引っ込める

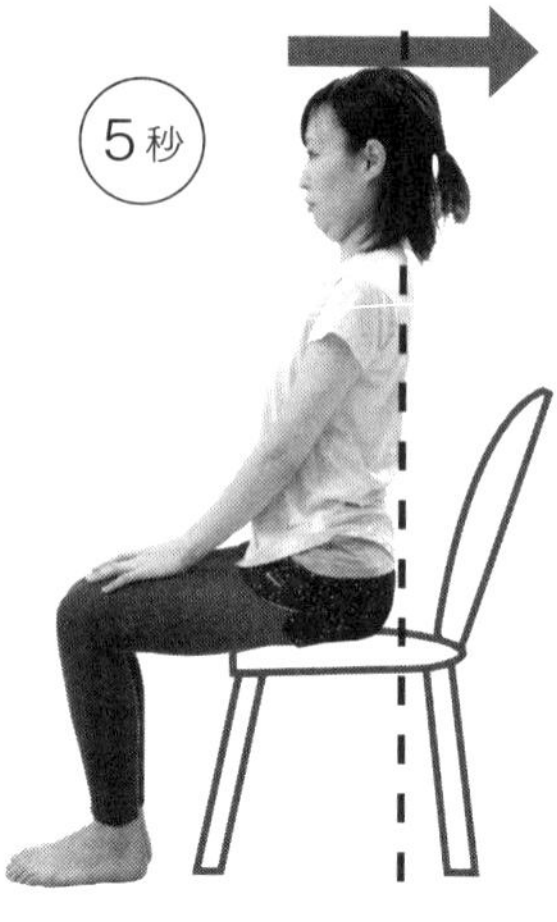

②胸を見るように
顎をひいて下を向く

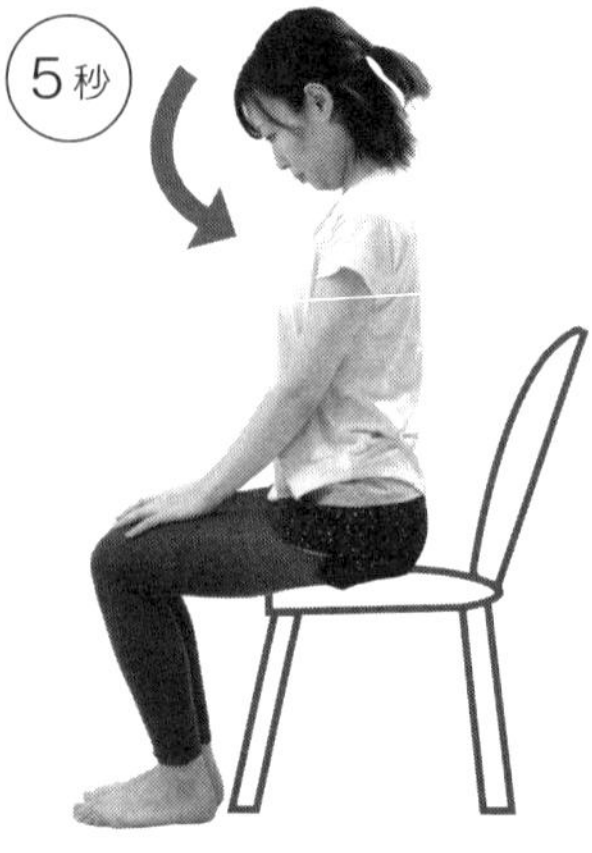

③これを５回繰り返す

頸椎の後ろのズレに対して

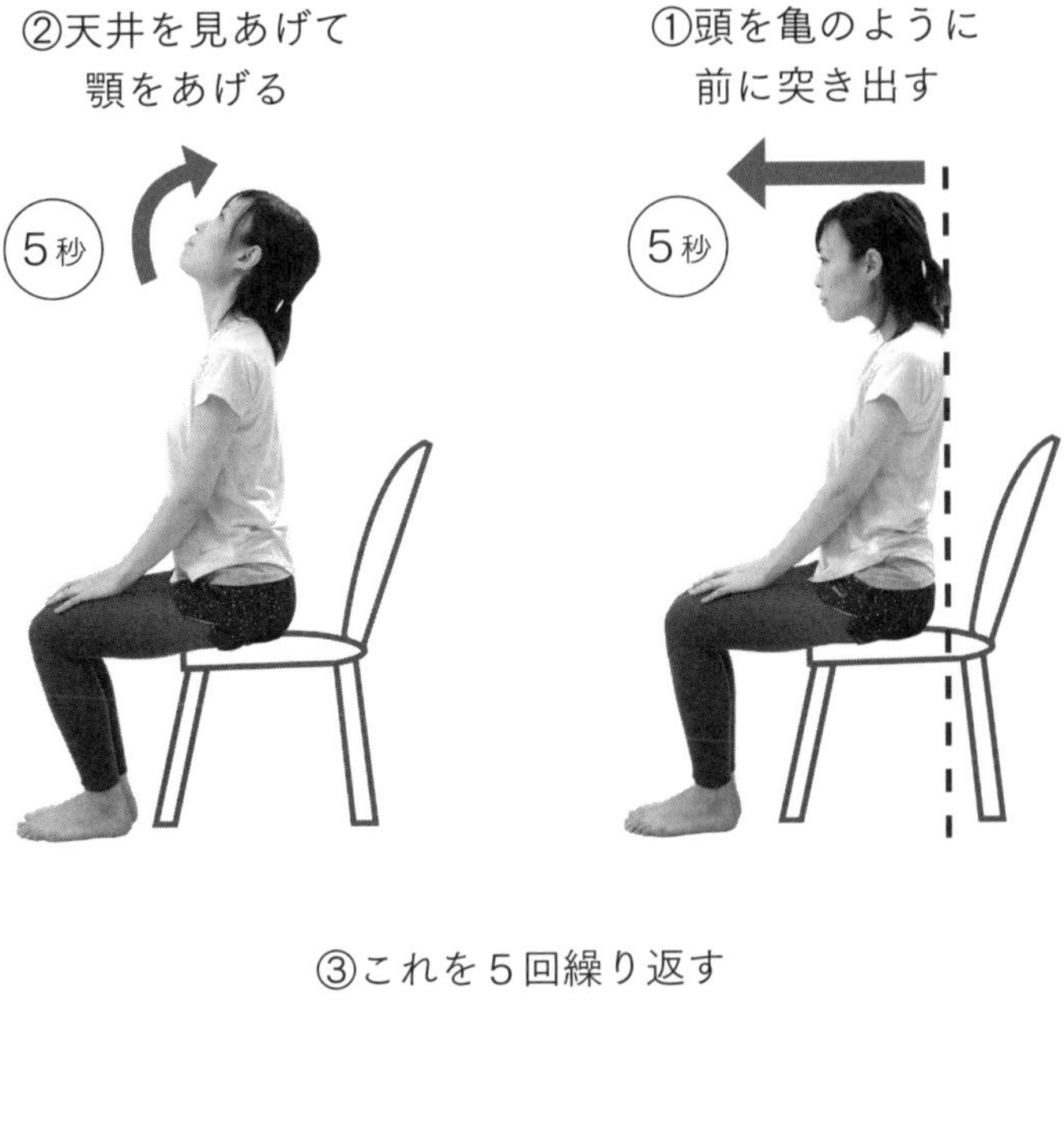
②天井を見あげて
顎をあげる
5秒
①頭を亀のように
前に突き出す
5秒

③これを5回繰り返す

Point! 首を前後に動かすときは顎が上がらないように

首の横ずれ対策ストレッチ
(インド人のポーズ)

座って
行っても
OK

①両手を頭の上で
軽く組む

②首のずれと反対方向へ、
耳が腕につくように
頭を真横に移動する

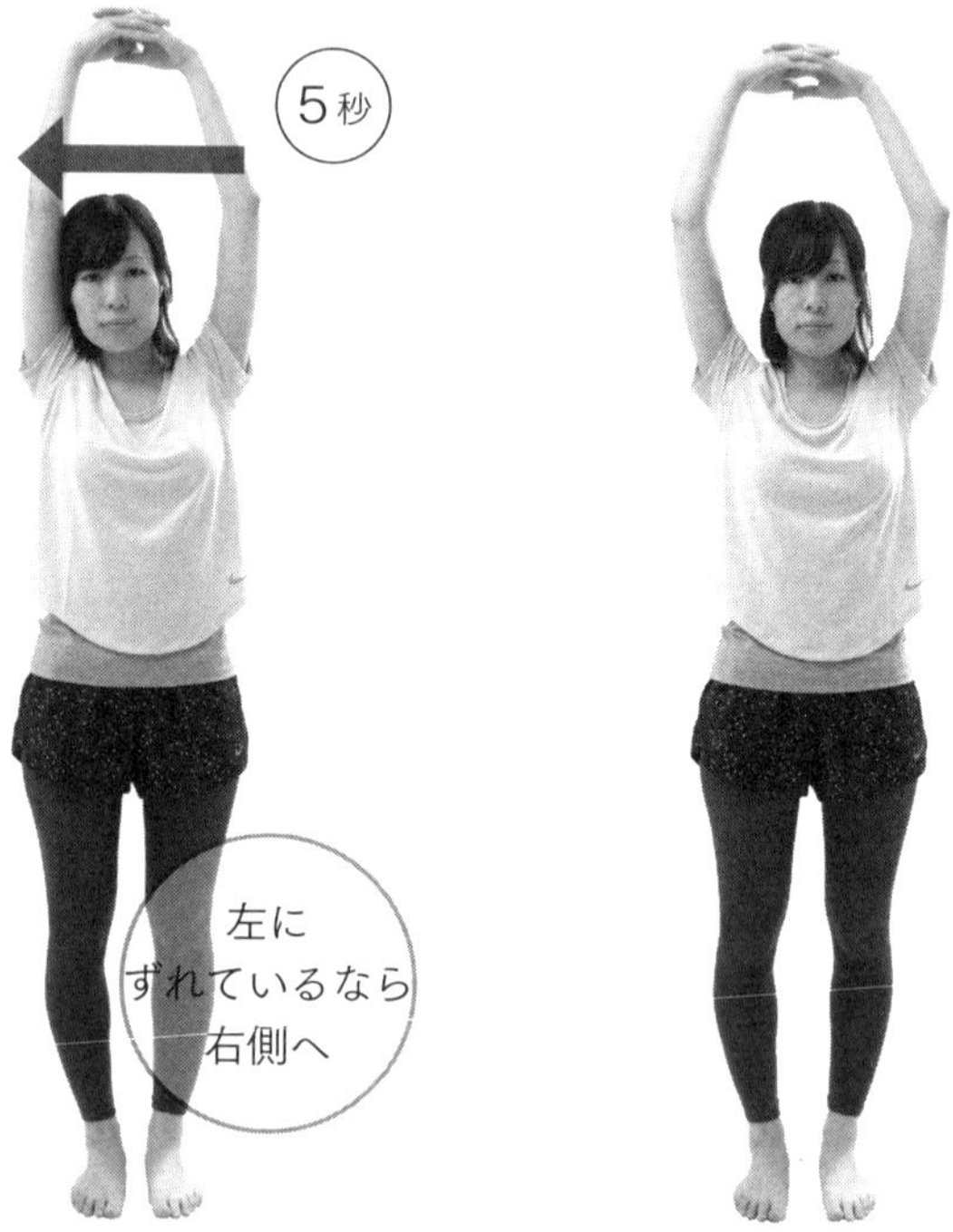

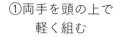

③ゆっくり元に戻す。これを5回繰り返す

Point! 頭を傾けて横に倒さないように

77　首の傾き対策ストレッチ

座って
行っても
ＯＫ

①ずれている方向と
反対の手で、
ずれている方の耳をさわる

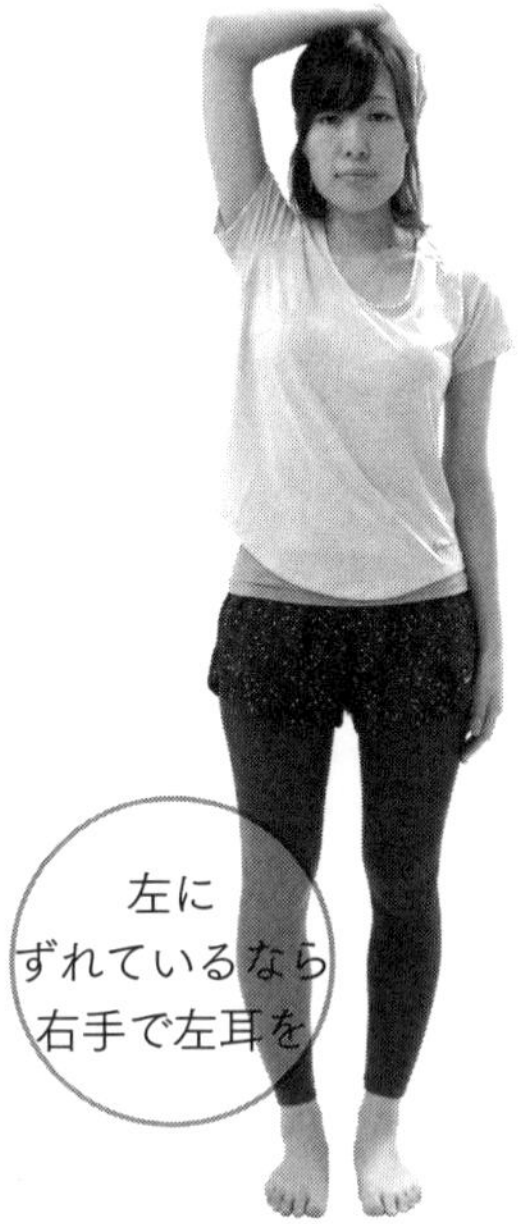

②そのまま手の方向に
ゆっくりひっぱって
頭を倒す

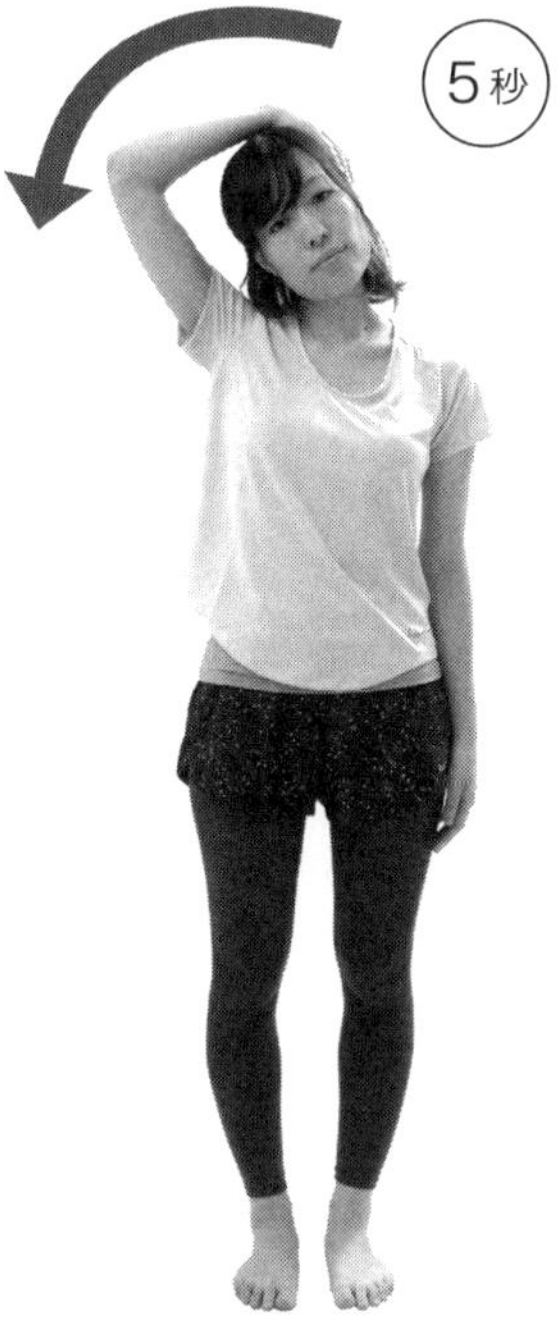

③ゆっくり元に戻す。これを５回繰り返す。
首の横がのびている感覚を得られればＯＫ！

Point!　強くひっぱらないように

首を整える理由

首の骨、または首のズレを整えることは自律神経を調整する中でも、特に重要です。

頭を支える首の骨は、猫背になるとおのずと前にスライドしてしまい、亀のように頭が体よりも前方に位置します。交感神経は胸椎、腰椎の中を通っているのですが、胸椎から脳に向かう交感神経は首の横を通ります。

つまり背骨の中に出発点を持つ交感神経は触ることができないのですが、その経路である首を通る交感神経は硬い背骨に守られている訳ではないので、体表から最も表層に位置し影響を受けやすいです。


そんな首の交感神経なので、首が猫背で亀のように前に移動すると、首周囲の筋肉がパンパンに圧迫されダイレクトに交感神経への影響が強くなります。

また上顎と下顎の隙間からは副交感神経で特に心臓や気管支に影響を与える迷走神経が通っています。顎は頭蓋骨の一部であり、頭蓋骨は背骨と連結しています。やはり首の背骨のゆがみがあると上下の顎のかみ合わせが悪くなり、片側の迷走神経や動脈が圧迫され片頭痛や自律神経症状として現れるケースがあります。

　このように首の骨のズレは交感神経、副交感神経の双方に影響を与えることが分かるので、ストレッチにてご自身のズレと照らし合わせてケアをしてあげるとよいでしょう。

【背骨ストレッチ】

胸椎ひねりストレッチ

①右腕が下になるように横向きに寝る。
両ひざ、両股関節を 90 度に曲げて、
右手で下半身が動かないように膝をおさえる

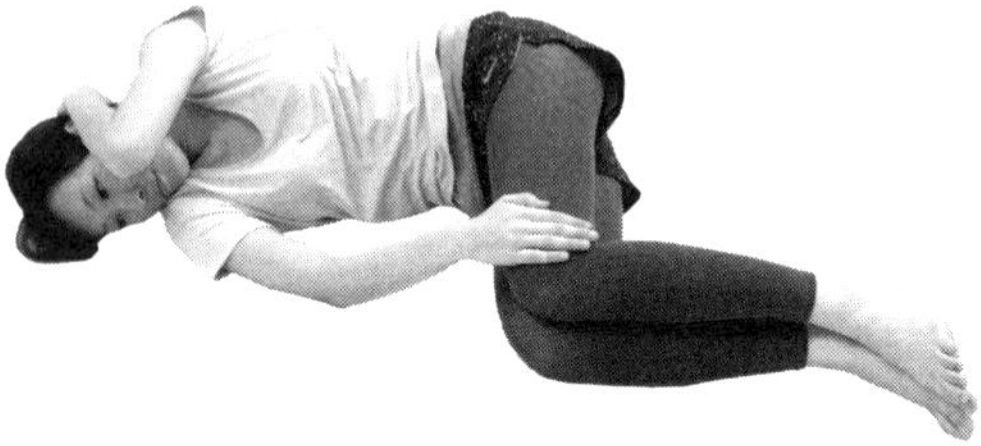

②左手で頭の後ろを触り、上半身を開くようにひねる

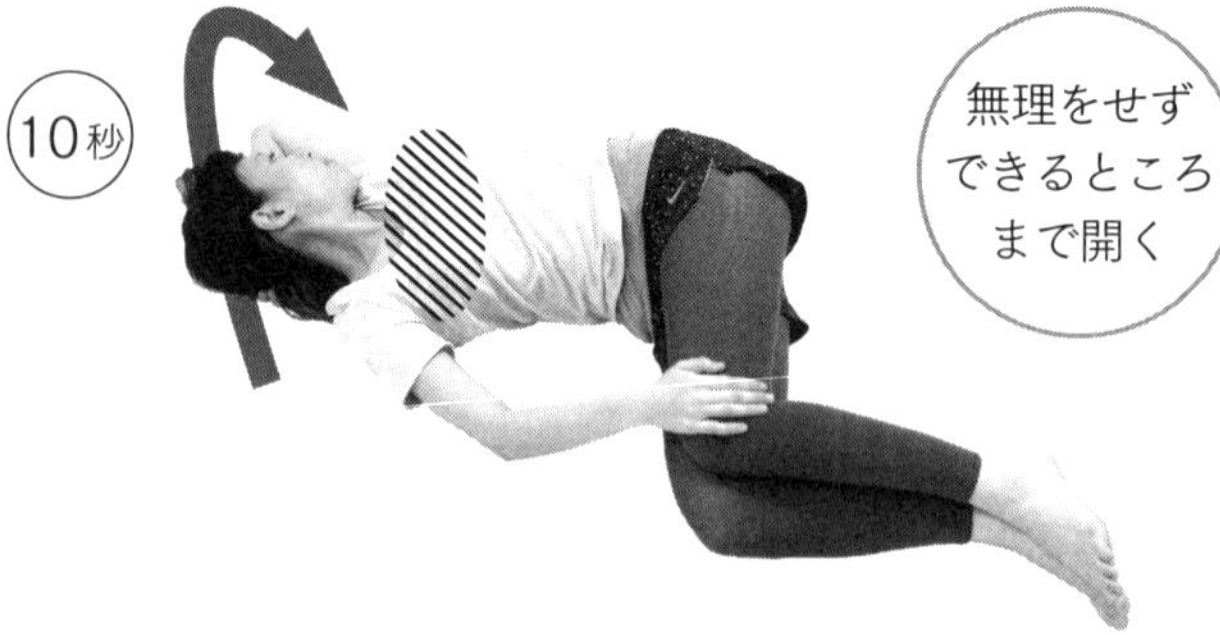

③これを５回繰り返す。
反対側も同様に行う

Point! 息を吐きながらひねるようにしましょう

胸椎ひねり（座位）

①左手を体の真後ろに置き、右手で左ひざを掴んで固定。
息を吐きながらゆっくり左側にひねる

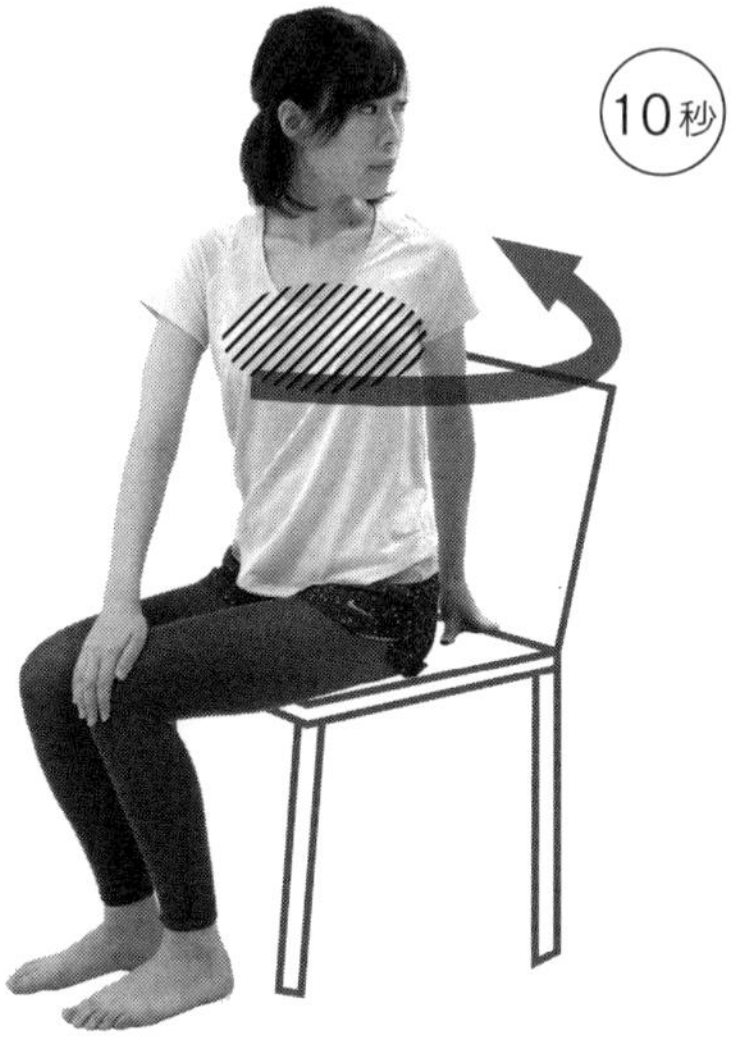

②ゆっくり元に戻り、反対側も同様にひねる。
これを５回繰り返す

Check!

胸椎は肋骨とくっついているので、ストレッチを行う時はより呼吸を意識して胸周り、胸椎周りがのびるのを感じてください。このストレッチは寝て行う方が効果的ですが、オフィスなどでは座って行うバージョンで試してみてください。

胸椎のばしストレッチ

①かかとを立てた正座の姿勢から、
膝は肩幅より広く開いて、
両手をバンザイにし体を前に倒す

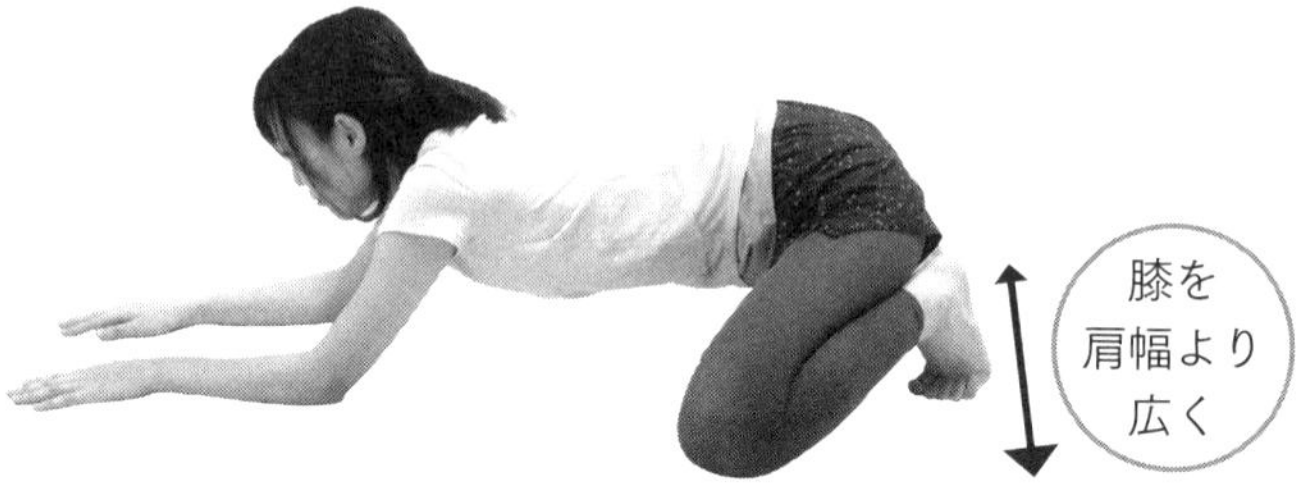

②胸を床に近づけるようにし、
肩甲骨の間の背骨をのばす

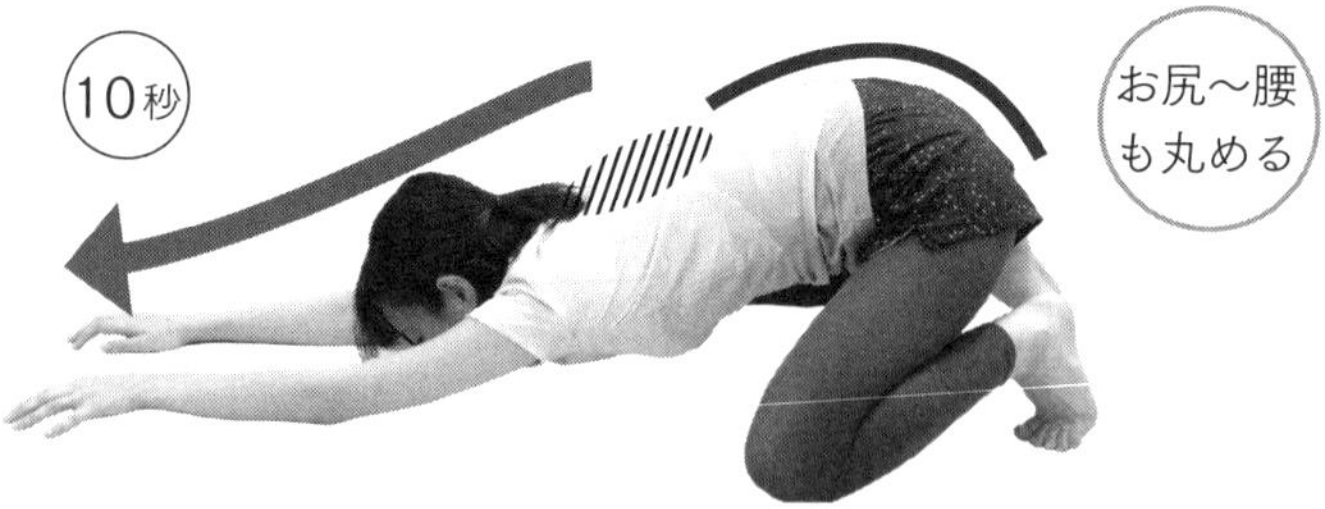

③ゆっくり元に戻る。これを５回繰り返す

Point! 背骨がのびる感覚を得られればＯＫ

Check! これも床で行う方が効果的ですが、オフィスなどでは左の座位バージョンで試してみてください。

胸椎のばし（座位）

①椅子に深く腰掛けて両手を胸の前で組み、
腰から首にかけての背筋をのばすように両手を前に突き出す

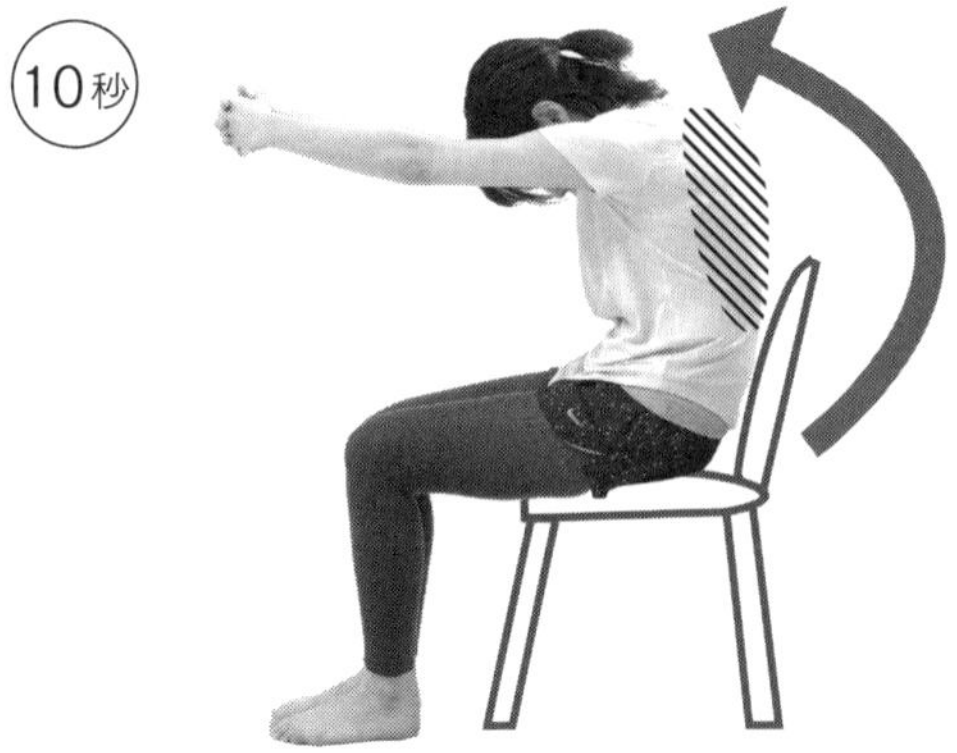

②背もたれにもたれながら両手を後ろに組んでのばし、
同じように後ろに反る

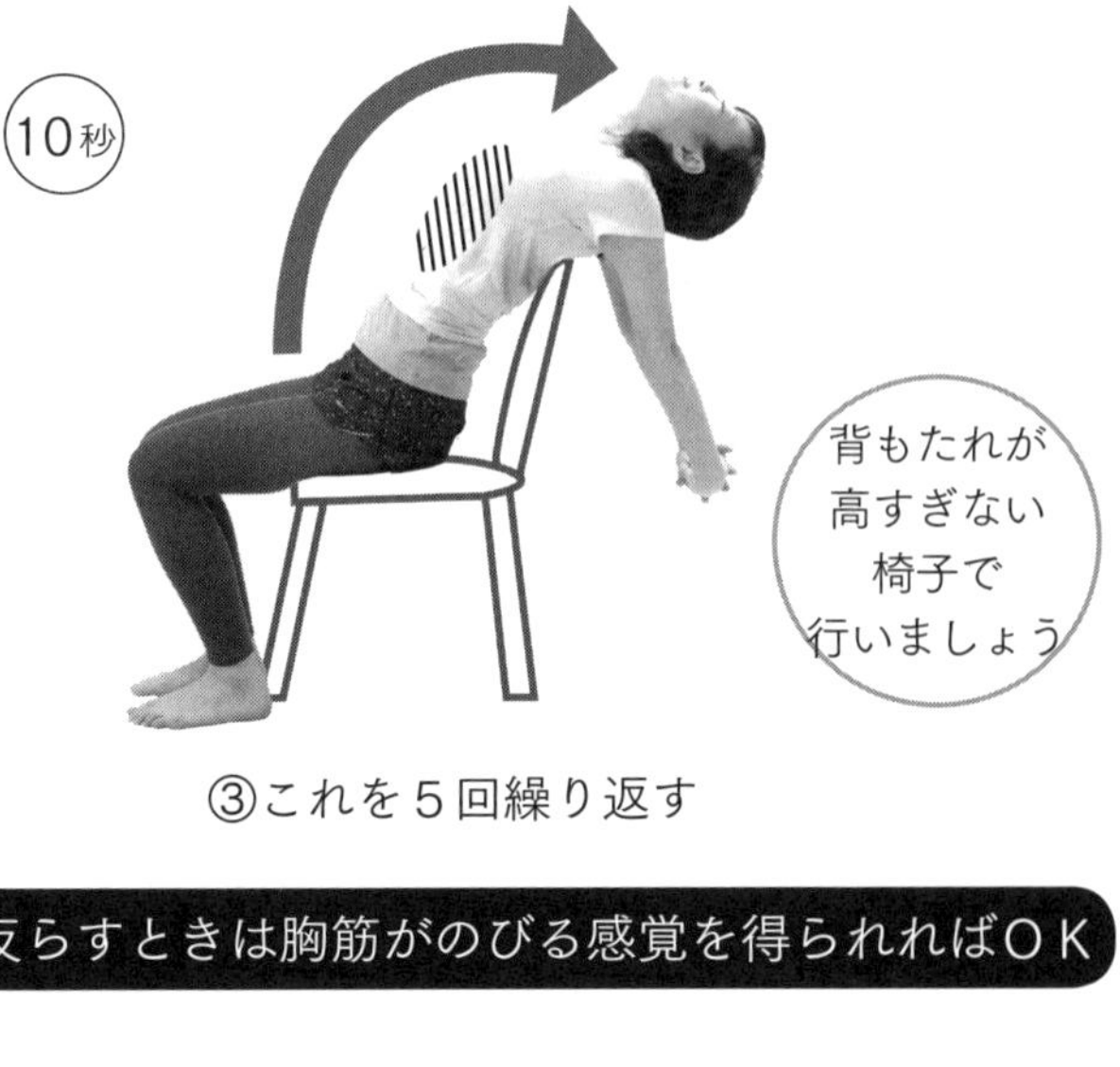
10秒
背もたれが
高すぎない
椅子で
行いましょう

③これを５回繰り返す

Point! 反らすときは胸筋がのびる感覚を得られればＯＫ

胸椎横たおしストレッチ

①右手を肋骨の真横に置き、左手は頭を越えるようにのばす。
このとき右手に力を入れて体に向かって押す

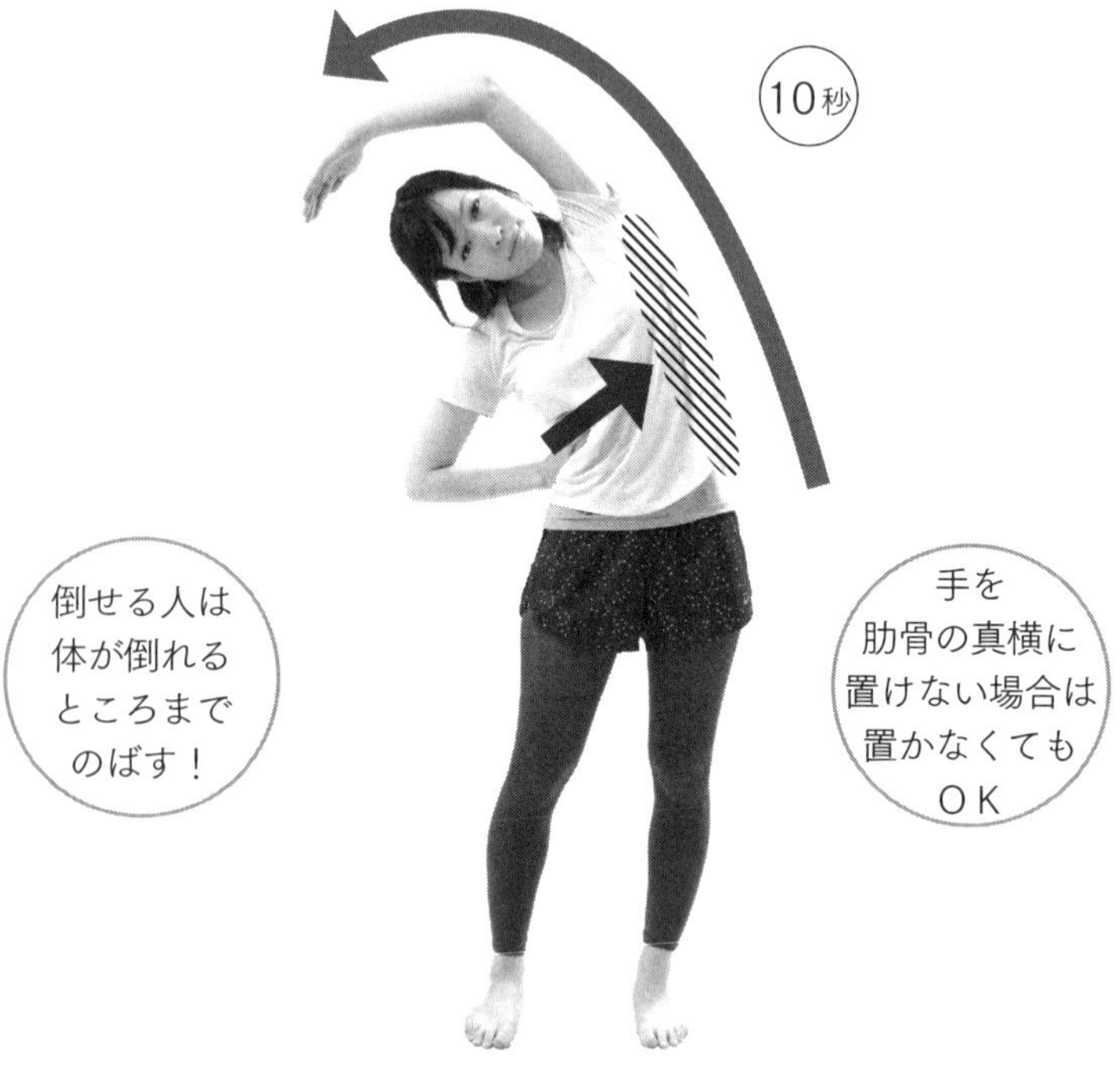
10秒
倒せる人は
体が倒れる
ところまで
のばす！
手を
肋骨の真横に
置けない場合は
置かなくても
ＯＫ

②ゆっくり元に戻り、これを５回繰り返す。
反対側も同様に行う

Point! わき腹がのびている感じが得られればＯＫ

胸椎を整える理由

胸椎は、いわゆる「猫背」になるとその丸みが最も目についてしまう場所です。

胸椎はその構造上、S字状の背骨の中で生理的に後弯《こうわん》して（後ろに曲がって）います。つまり既に丸みを帯びやすい場所と言えます。

また背骨の中には交感神経の出発点が点在しているため、生理的に丸みを帯びやすい部位であるうえに、「心と体」が弱ってきてしまうと一番影響を受けやすい場所なのです。

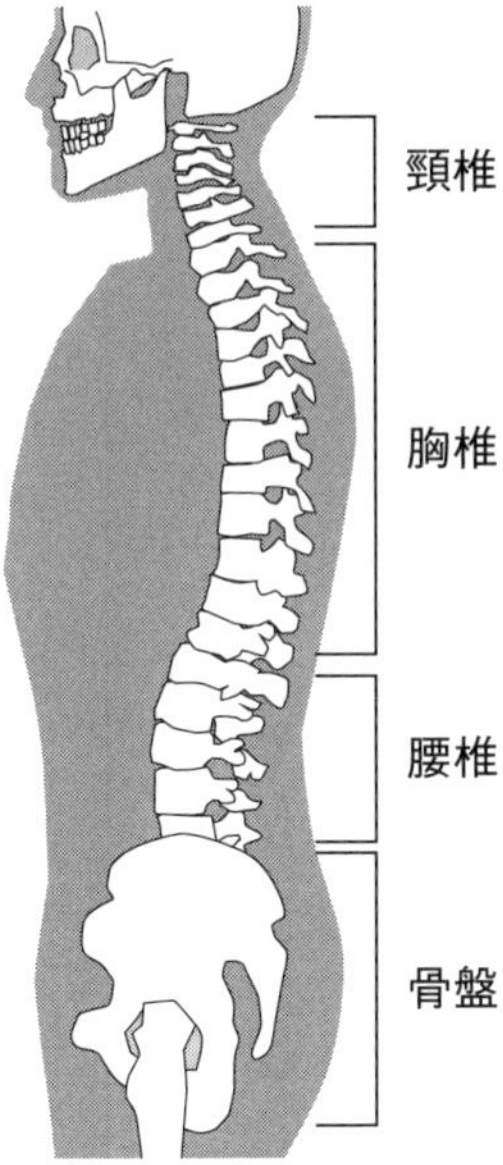

胸椎はまさに「自律神経調整の出発点」とも言える場所であり、特に交感神経が過剰になっている方には、整えた方がいい場所となります。

腰椎～骨盤帯ストレッチ

①仰向けに寝て両足を直角に曲げ、浮かせる

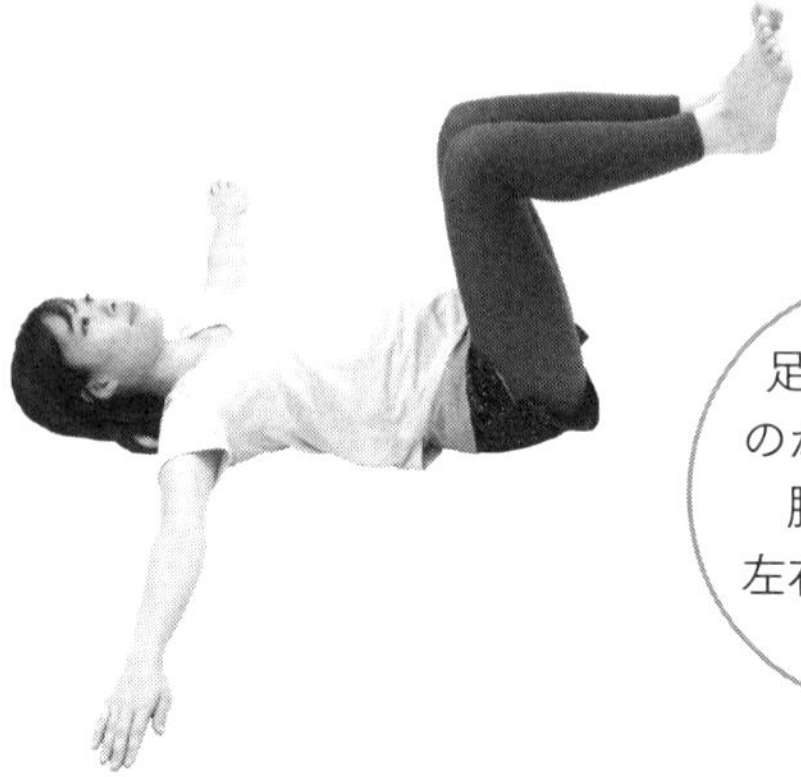

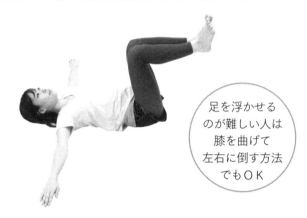

足を浮かせる
のが難しい人は
膝を曲げて
左右に倒す方法
でもＯＫ

②そのまま足のみを左右に倒す。５往復する

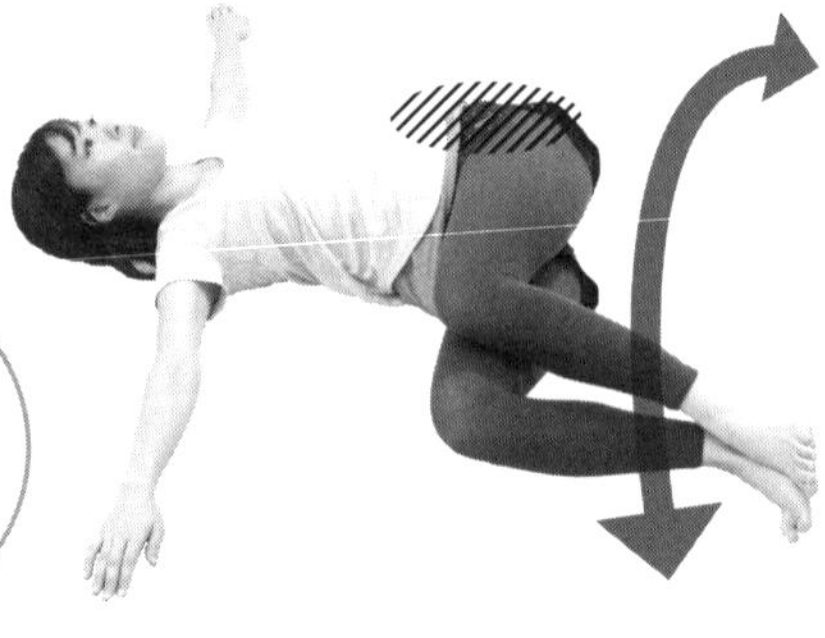

20秒

上半身は
しっかり
固定！

Point! 腰骨周りがのびる感じがあればＯＫ

腰椎～骨盤帯（座位）

②骨盤を前に起こす。
これを５回繰り返す

①椅子に浅く腰掛けて
骨盤を後ろに倒す

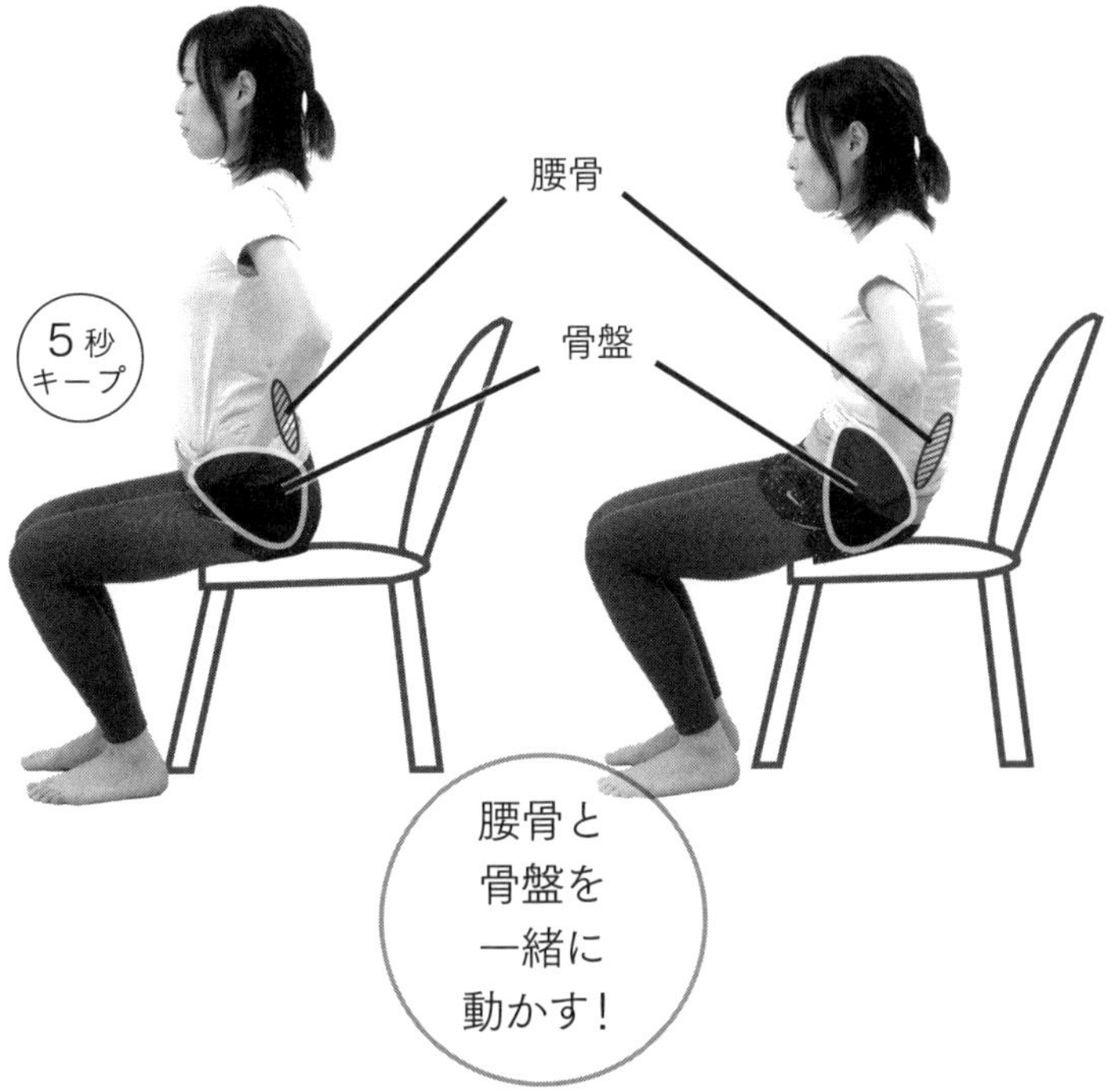

Check!
背骨を支える土台が骨盤です。このストレッチを行う際は腰骨だけではなく、骨盤も大きく動かすことを意識しましょう。こちらも、寝て行えない場合は座位で試してみてください。

お尻のストレッチ

①椅子に浅く腰掛け、
のばしたい方の外くるぶしを
反対側の太ももの上に置く

②背筋を曲げずに
お辞儀をしてお尻をのばす

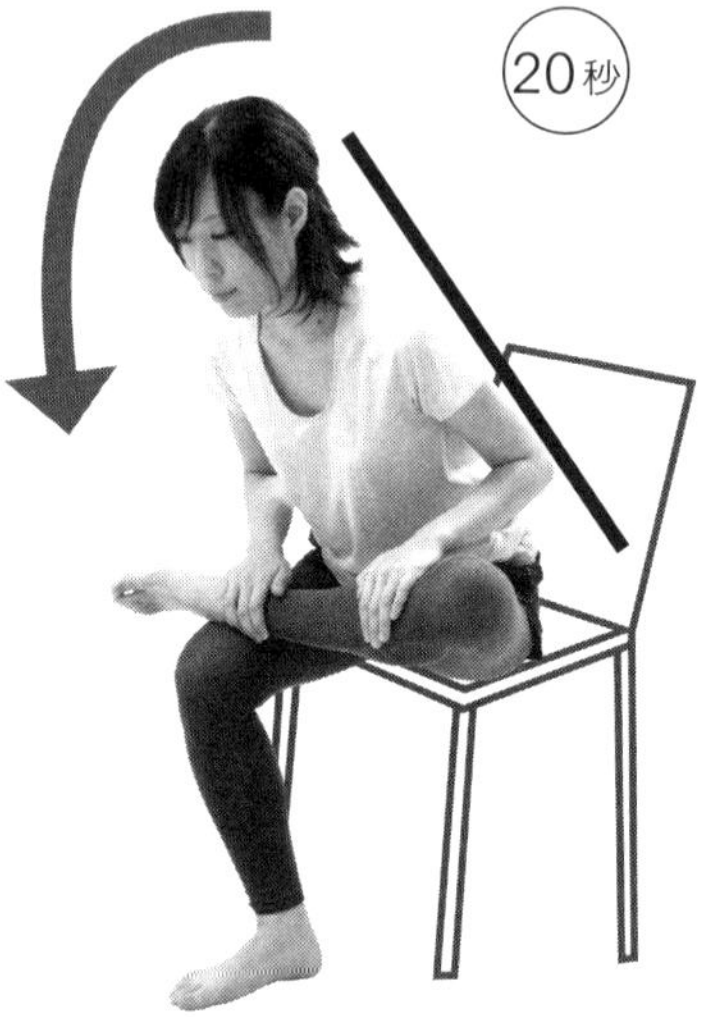

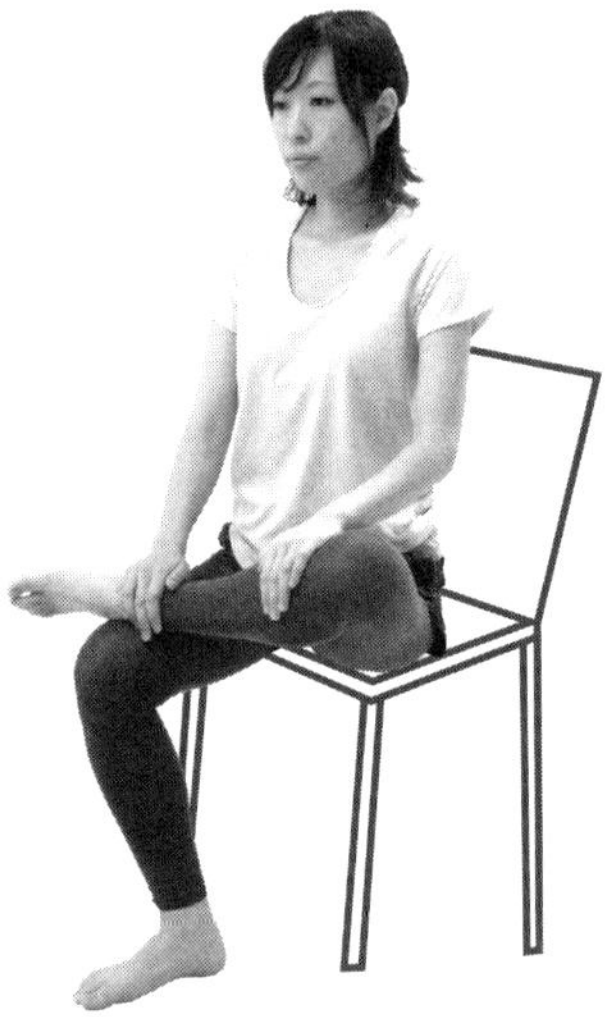

③これを５回繰り返す。反対側も同様に行う

お辞儀の角度を
深くするほど
効果が高まるので
慣れてきたら
角度を深くする

Point!　お尻全体がのびる感じがあればＯＫ

足の付け根のストレッチ

①椅子の角に座り、のばしたい方の足を一歩後ろに引いて
反対側の足は直角に曲げ支えとする

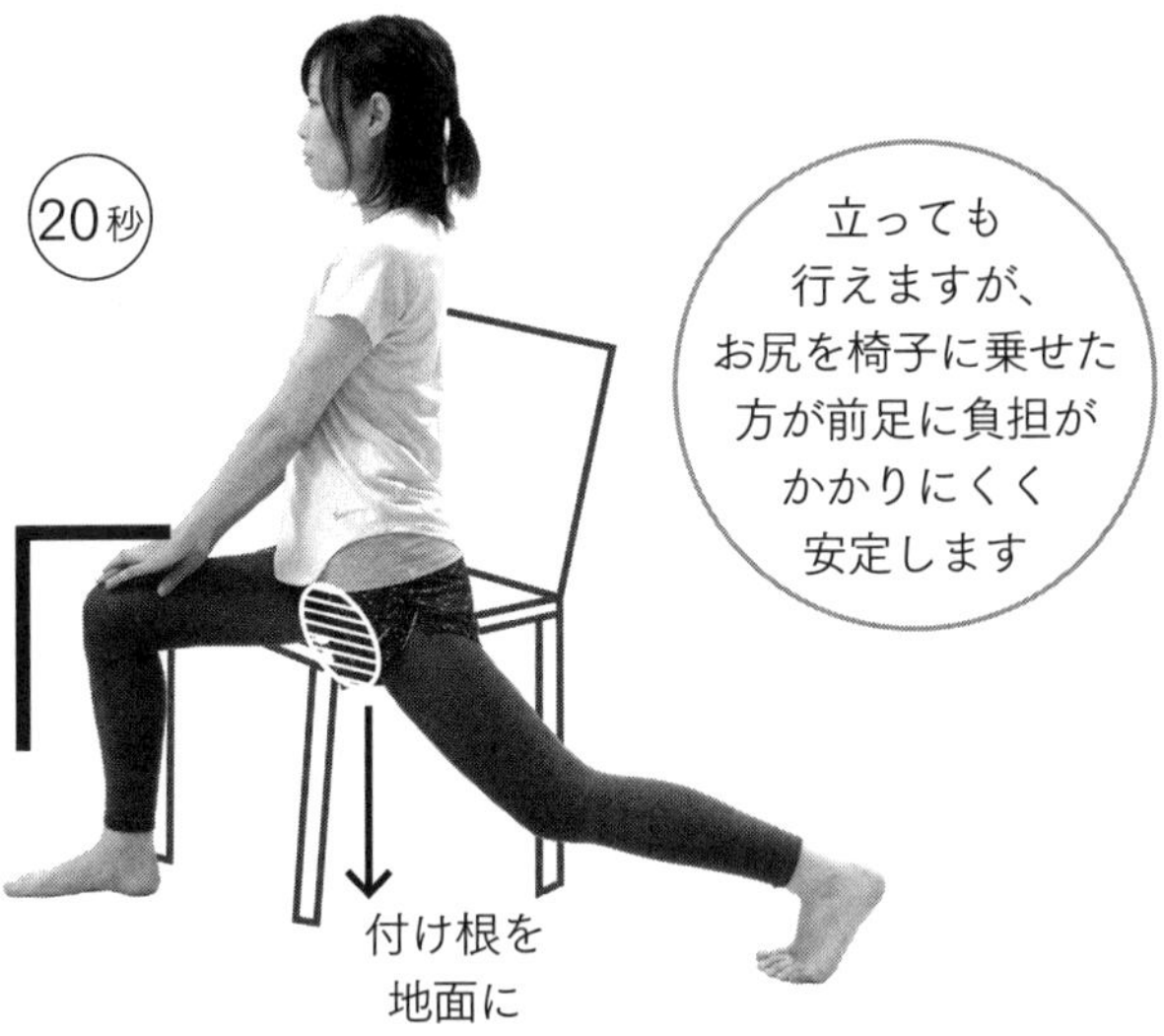
20秒
立っても
行えますが、
お尻を椅子に乗せた
方が前足に負担が
かかりにくく
安定します
付け根を
地面に

②後ろに引いた足の付け根をのばすイメージで、
付け根を地面に近づける

③ゆっくり元に戻し、これを５回繰り返す。
反対側も同様に行う

Point!　股関節の前側がのびる感覚があればＯＫ

腰椎を整える理由

腰椎の中にも交感神経の出発点があります。

腰椎に起因して起こる症状の一番多くは「腰痛」です。厚生労働省の発表によると腰痛は肩こりと並んで国民が一生のうちに罹患《りかん》する症状で第1位（男性）、第2位（女性）であり、まさに国民病とも言えます。

元々人間は進化の過程で四足歩行から二足歩行へと生活様式を変えてきました。その過程で骨盤が起き上がり背骨に生理的なS字カーブが生まれ、日常で感じる歩きや階段の昇り降り、ジャンプといった衝撃を足から吸収し骨盤～背骨へと伝えます。そして上半身で物を持ったり、体をひねったりすることも手を通じて背骨に伝わり骨盤へと伝わります。

つまり、四足歩行の状態では腰椎は地面と水平に位置することで4つ足からの衝撃や重力の影響を分散します。しかし二足歩行になったことで手と足からの衝撃は中間地点である腰椎に集まるため、より衝撃を受けやすい場所となり腰痛として現れます。

先ほども述べたように、腰椎は交感神経の出発点でもあり国民病でもあり腰痛の発生部位でもあります。腰への負担が強くなると腰椎、そして交感神経への刺激となるので交感神経の活動を高めてしまいます。

構造上どうしても負担がかかりやすい腰椎ですが、腰痛のリスクや自律神経の乱れやすい部分という点も考慮して、腰痛をお持ちの方は特にこの部位のセルフケアを行ってみると良いかと思います。

【締めの全身ストレッチ】

背骨曲げのばしストレッチ

①椅子に浅く座り、首から骨盤までを全て丸めて
手で両くるぶしを掴む

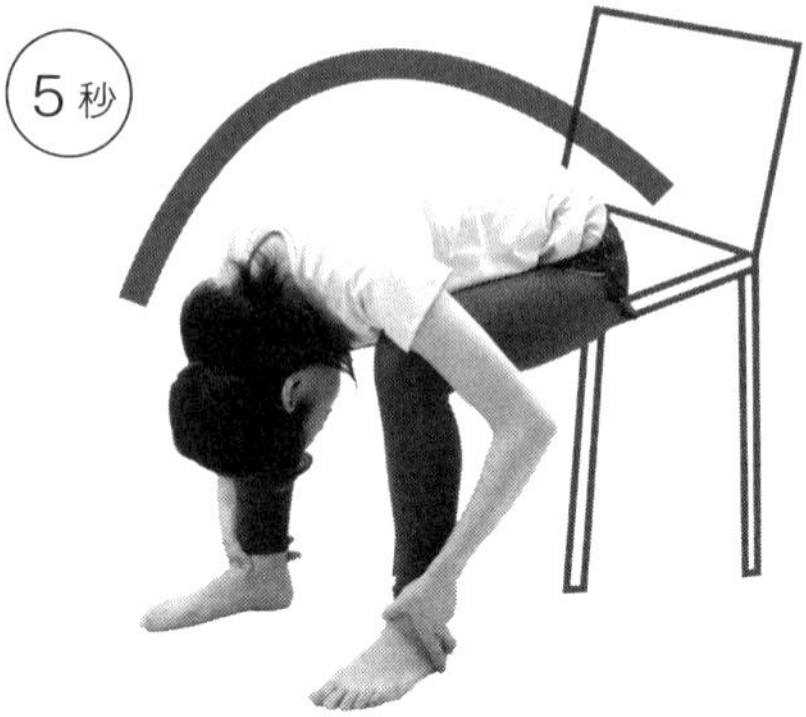

②首〜骨盤までを反るように全身をのばす。
曲げ伸ばしを５回繰り返す

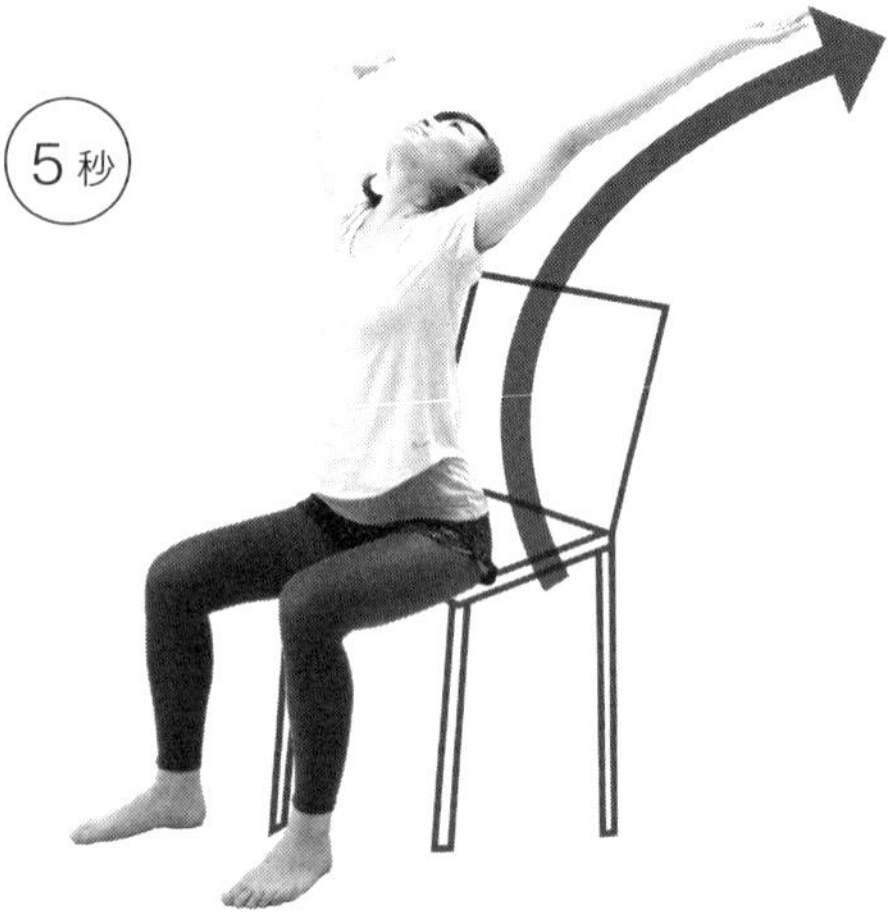

Point!　しっかり呼吸をしながら行いましょう

背骨のばしストレッチ

①椅子に座り、つむじが天井に引っ張られるように
背骨を真上にのばす

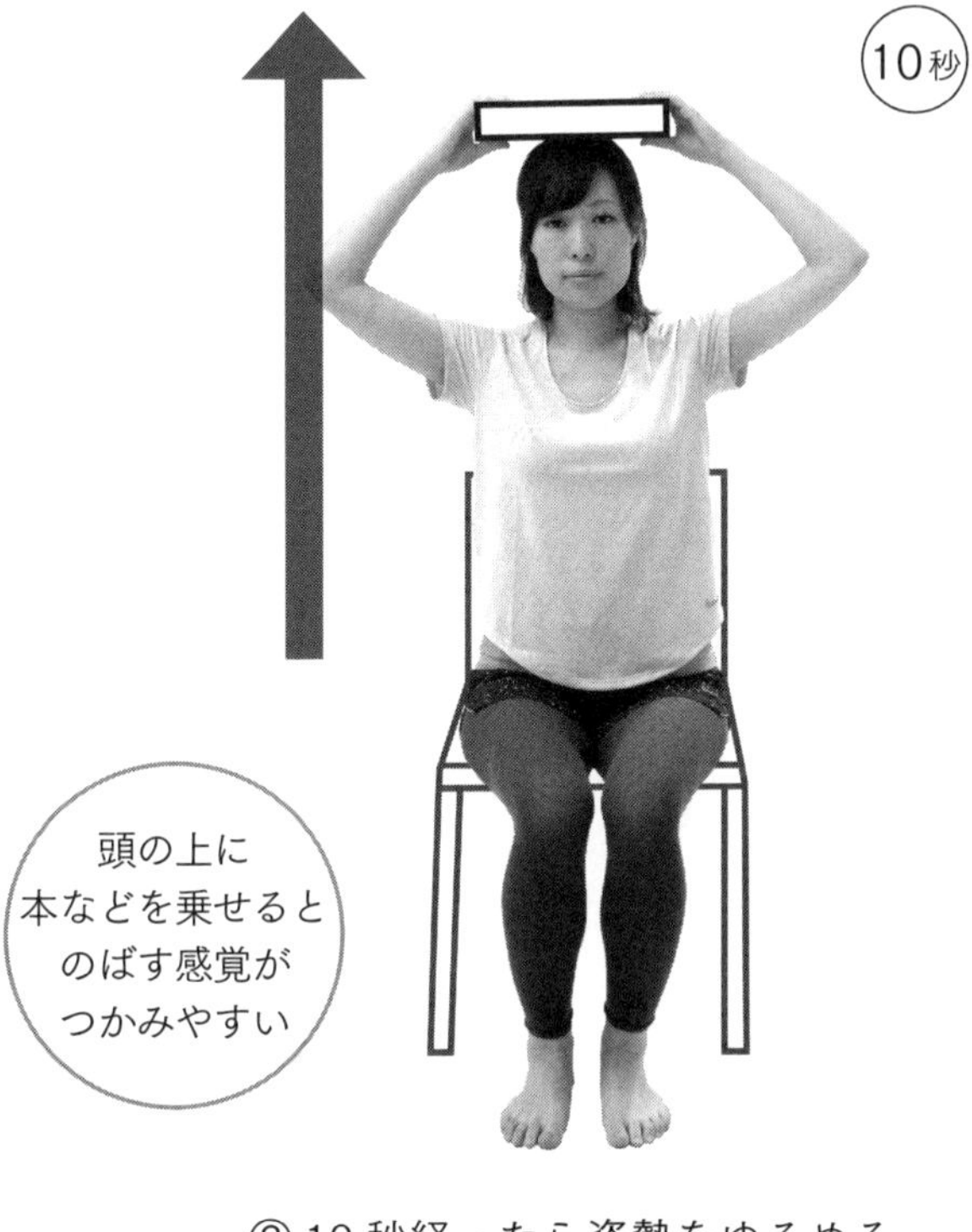
10秒
頭の上に
本などを乗せると
のばす感覚が
つかみやすい

② 10 秒経ったら姿勢をゆるめる。
これを 5 回繰り返す

Point! あごが上がらないようにあごを引いた姿勢で

全身のびストレッチ

①立った状態で、全身をひっぱられるようにぐーっとのびる

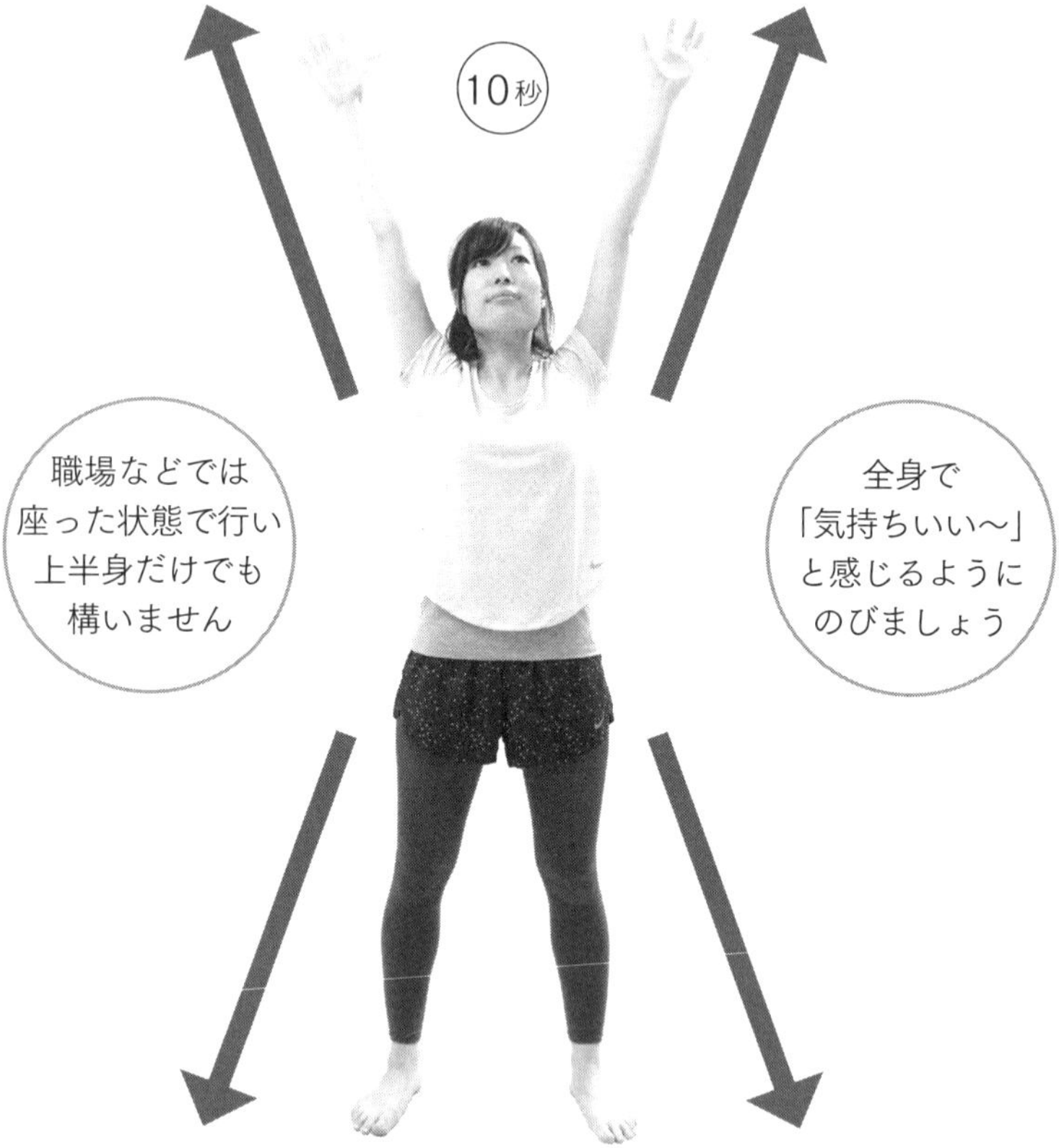
10秒
職場などでは
座った状態で行い
上半身だけでも
構いません
全身で
「気持ちいい〜」
と感じるように
のびましょう

② 10 秒程度のびたら、楽にして再度のびる。
これを5回行う

Point! 指先から頭、背骨、足の指までのばす意識で

全身調整ストレッチを行う理由

最後の締めに必ず行ってほしいのが全身ストレッチです。

自律神経というのは生命活動の根幹を担っているため、全身にその影響を及ぼします。つまり全身が良い状態というのが理想となります。

「体にとって理想なのは背骨が柔軟でのびていること」とお伝えしてきました。全身に大きくのびるということは、背骨が真上にのばされ柔軟性が出て自律神経にとっては解放されたようなのびやかな流れを作る動きなのです。

人間が理想的な身体機能を発揮するのは、頭の上に壺を乗せて歩くアフリカの商業人のように、つむじから天井に向かってまさに頭上の荷物を押すように真上にのびている姿勢であると言われています。

丸まっている状態から全身がのびる、四肢と背骨が引っ張られるような動きは自律神経にとっても非常に良いのです。

第３章

日常生活でできる自律神経のセルフケア

私たちが日常生活の中で無意識に、だけど
必ず行う動作が、「呼吸」「歩行」「食事」「入浴」
「睡眠」そして「内臓での消化」です。
この章ではそれぞれに注目し、生活の中で
自律神経を整える方法をお伝えします。

第1章、第2章では自律神経が「心」と「体」からの影響を大きく受けることでどのようなメカニズムで私たちの体に作用するかということと、今すぐできる「体」へのアプローチをお伝えしました。

私たちの手足の指先に至るまでの全身とそれらを調整している自律神経は表裏一体と言えることから、「心」と「体」が自律神経を整える根幹となりますが、そこだけを見ていても本当の意味で自律神経を整えるとは言えません。「木を見て森を見ず」ということわざから習うように、一部のものに目を奪われることなく全体を観察していく必要があります。

第3章では、皆さんが日常生活で毎日行っている「呼吸」「歩き方」「食事」「入浴」「睡眠」「内臓の働き」から自律神経との繋がりを理解していただき、日々実践することで体の調子を整えていただければと思います。

自律神経を整えるコツは「気負わずに行うこと」ですので、ご自身のリズムに合うものを見つけてみてください。

呼吸

呼吸を意識すると言われてもあまりピンとこない方もいらっしゃるかもしれません。

しかし、緊張した場面や疲れて一息つきたい時に大きく深呼吸をすると気持ちが落ち着き体がスッと軽くなる経験は、多くの人がお持ちではないでしょうか。

自律神経は体の健康を無意識でコントロールしていますが、呼吸というのは唯一自分の意識で自律神経をコントロールできる万能法でもあるのです。

腹式呼吸と胸式呼吸どちらを使う？

呼吸には「腹式呼吸」と「胸式呼吸」の2種類あります。なんとなく「腹式呼吸のほうが体によさそう」と思われるかもしれませんね。

２つの呼吸の仕方の違いは、空気を吸って膨らむ場所の違いを指します。腹式呼吸は鼻から息を吸い、お腹（下腹部）を膨らませて口から息を吐きます。一方、胸式呼吸は鼻から息を吸い、胴体周り（胸下）の肋骨が横に広がります。

自律神経の観点から言うと、「腹式呼吸が副交感神経」「胸式呼吸が交感神経」の働きを活発にします。腹式呼吸は横隔膜という、みぞおちから肋骨に付着している呼吸するうえでとても重要な筋肉が働きます。胸式呼吸は、横隔膜以外に、肩周りの筋肉も一緒に働きます。

より具体的なイメージのために、体が疲れていたり長い距離を走ったりすると「肩で息をする」という呼吸に関係する表現を思い出してみてください。つまり、体がより酸素を必要としている場面では胸式呼吸を用いて、横隔膜だけではなく首周りの筋肉も使うことで多く酸素を取り込もうとします。本来、呼吸は横隔膜が主に働き、その他の筋肉により呼吸しなくとも良い構造になっています。

ですので、現代人に多い交感神経が過剰な場合は腹式呼吸が推奨されます。逆に何だかぼーっとしてシャキッとしない場面では、胸式呼吸を行うことでリフレッシュ効果が期待できます。自分に適した呼吸法を取り入れてみましょう。

呼吸エクササイズ法

これからそれぞれの呼吸の仕方と、より効果的に呼吸をするための胸周りのストレッチをご紹介します。

普段は意識することの少ない呼吸に意識を向けると、気づくことがたくさんあると思います。自分の呼吸の状態を観察することで自律神経の状態を知ることができ、今の自分を知ることができます。まずは呼吸をしているときの体の感覚や実際の動きを観察してみましょう。

①回数を数えてみる

安静時の健康な成人の平均呼吸数は毎分12～20回と言われており、呼吸数が24回以上となると頻呼吸、12回以下は徐呼吸と呼ばれます。仰向けや座った状態でリラックスしてみましょう。その状態で胸やお腹に手を当てて自分の呼吸の回数を数えてみましょう。吸って吐いて、を1回と数えます。自分の自然な呼吸は1分間に何回でしたか？

②呼吸の様式を観察してみる

先ほど挙げた胸式呼吸と腹式呼吸。皆さんはどちらのタイプでしょうか。仰向けや椅子に腰かけて、鼻から息を吸い口からゆっくりと吐きましょう。息を吸ったときは胸が膨らみましたか？　お腹が膨らみましたか？　それとも両方動いていますか？　胸が膨らめば胸式呼吸、お腹が膨らめば腹式呼吸です。自分がどちらに自律神経をコントロールしたいかで意識する所を変えてみましょう。

③息の大きさ、空気の流れを感じてみる

不規則な呼吸はストレスの原因でもあり、その結果自律神経が乱れて更にストレスも溜まります。焦る気持ちや不安な気持ちが呼吸を速くします。吸う息や吐く息の音、鼻を通る空気の流れは感じますか？　暗い部屋でランプなどの薄明かりを灯し、外の音はなるべく耳に入らないような状態を作り、呼吸をすることで感じる自分を見つめてみてください。途切れたり、乱れたりせずスムーズに行えているでしょうか？　自分に向き合うことで副交感神経が高まりリラックスするのを自覚できるでしょう。

まずは胸周りを柔らかくしてあげる

自分の呼吸を観察してみてどうでしたか？　呼吸に意識を向けたことがない方も多いと思います。本書を手に取る方の多くは思ったよりも浅かったり、速かったり、息苦しかったり、こういった感覚を抱く方が多いのではないでしょうか？

そうした方は腹式呼吸を試していただきたいのですが、それよりも前にやっていただきたいことがあります。

それが胸周りのストレッチです。

なぜかというと、現時点で多くの方の体は「運動不足」の状態にあると考えられるからです。日々の忙しい生活に追われていると、ついつい運動不足になってしまいますが、運動不足が続くと全身が必要とする酸素摂取量が低下します。

すると体のエネルギーを作る源でもある酸素の摂取量が少なくてもいい状態になってしまうので、呼吸数も減り肺の動きが少なくなります。その結果、胸の周りの筋肉や関節が硬くなり、呼吸を取り込む肺もガチガチに固まり深呼吸がしにくい状態になります。

また首から肩にかけての筋肉（胸鎖乳突筋《きょうさにゅうとつきん》や僧帽筋《そうぼうきん》）は副神経と呼ばれる自律神経が部

分的に動かしているので、ストレスを感じた時などに肩の周りが硬くなりやすいです。肺は左右だけでなく上下にも拡がるので、肩周りが硬くなると余計に肺の動きが硬くなり呼吸がしにくくなります。

呼吸がしづらい状態で無理にやろうとしても苦しいだけなので、まずは胸周りのストレッチを行い、筋肉に柔軟性を出してあげることが自律神経のパートナーである呼吸を助ける第一歩となります。

また、次のページから紹介するストレッチ以外に、「胸椎のばしストレッチ（P82）」も効果がありますのでぜひ試してみてください。

胸前のストレッチ
（胸を開くポーズ）

①横向きに寝た状態から、膝を 90 度に曲げる。
手をのばして前でそろえる

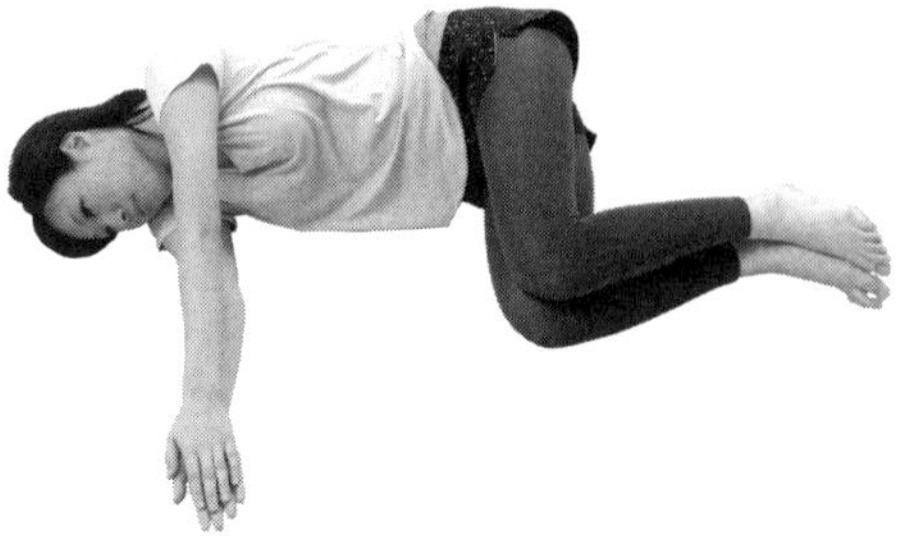

②胸の開きを意識して、上になっている腕を
できるところまで反対側に開く

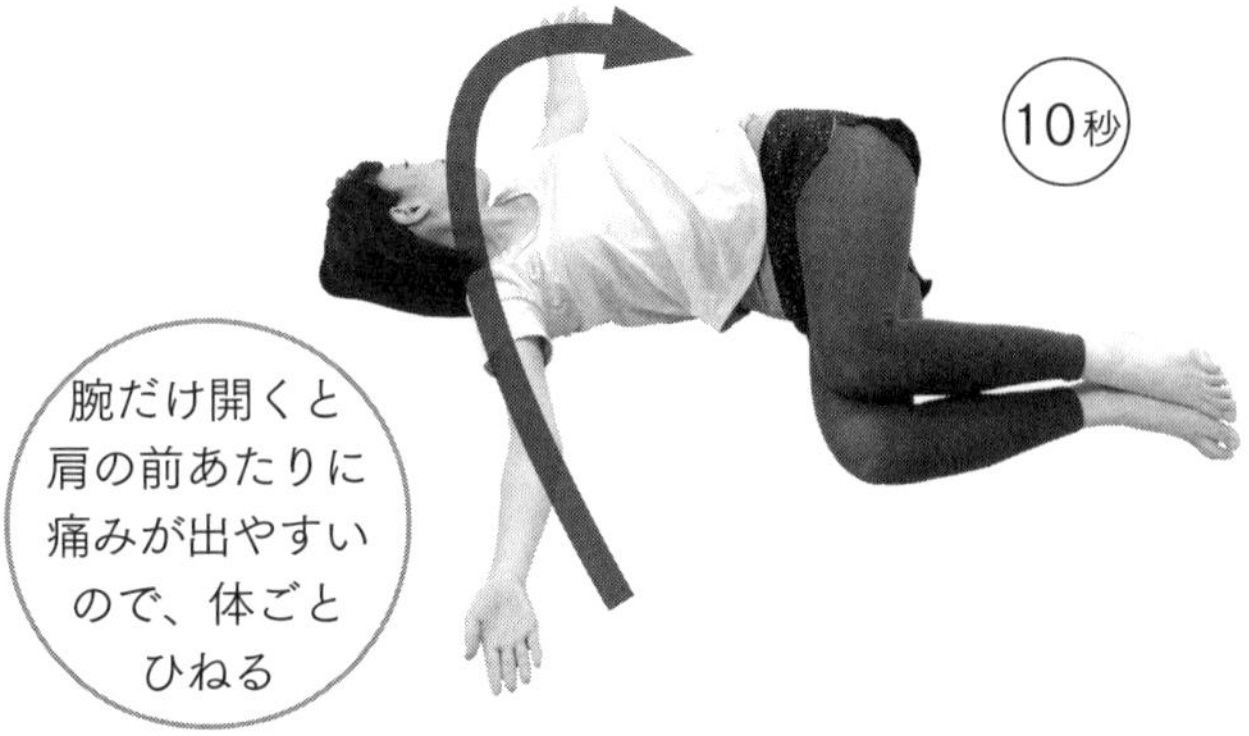
10秒
腕だけ開くと
肩の前あたりに
痛みが出やすい
ので、体ごと
ひねる

③ゆっくりと戻す。これを５回繰り返す。
反対側も行う

Point! いきなり開くと痛みの原因になるので注意

胸下〜お腹のストレッチ
(脚のねじりのポーズ)

①仰向けに寝た状態で足を組む

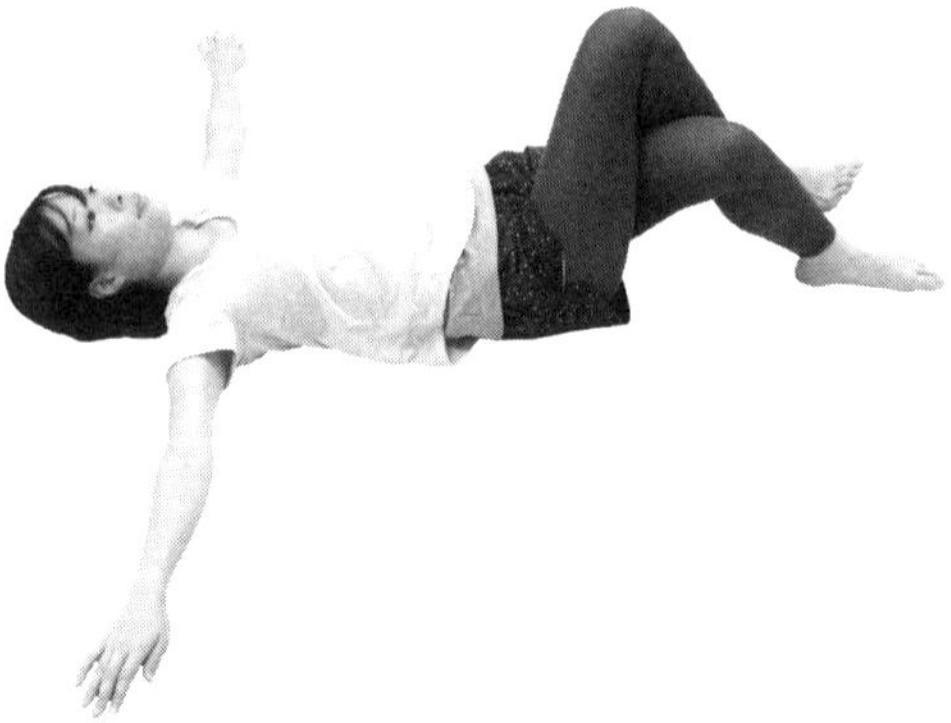

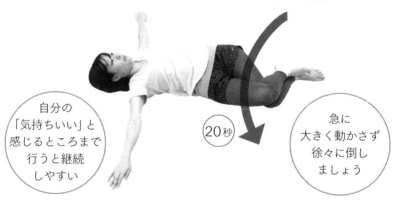

②上に組んだ足の方に下半身を倒していく。
体にひねりを感じるところでのばし、元に戻す

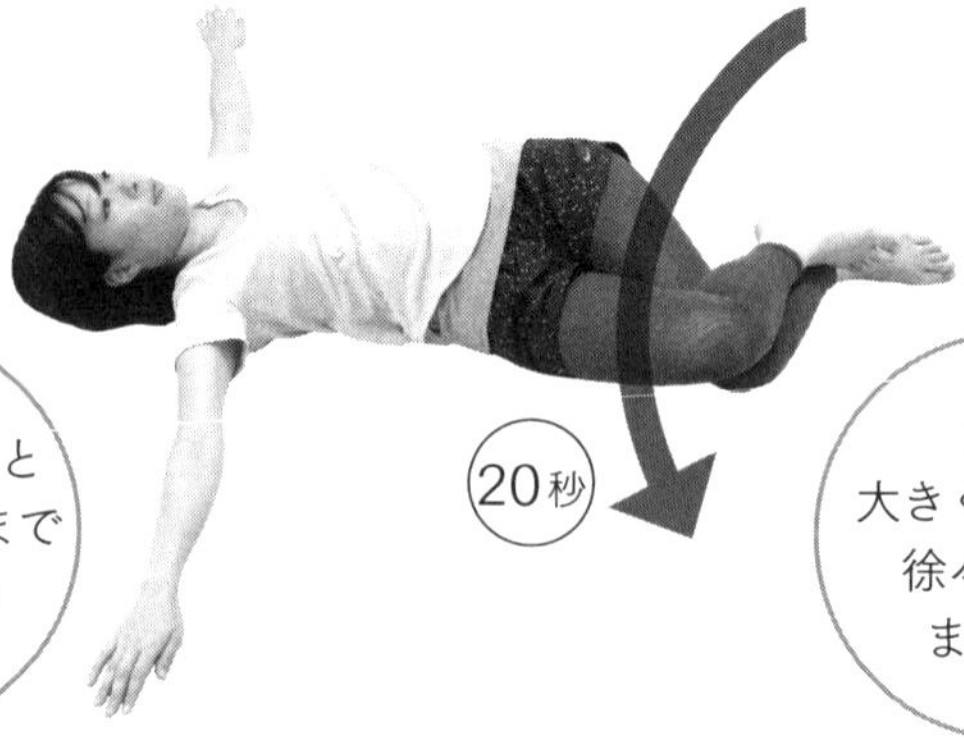

自分の
「気持ちいい」と
感じるところまで
行うと継続
しやすい

急に
大きく動かさず
徐々に倒し
ましょう

③これを５回繰り返す。反対側も行う

Point! 反対側を行うとき左右の差を感じてみましょう

横隔膜のストレッチ

①仰向けに寝た状態で、自分の肋骨の一番下を探す。
深く息を吸い肋骨の下から横隔膜を盛り上げる

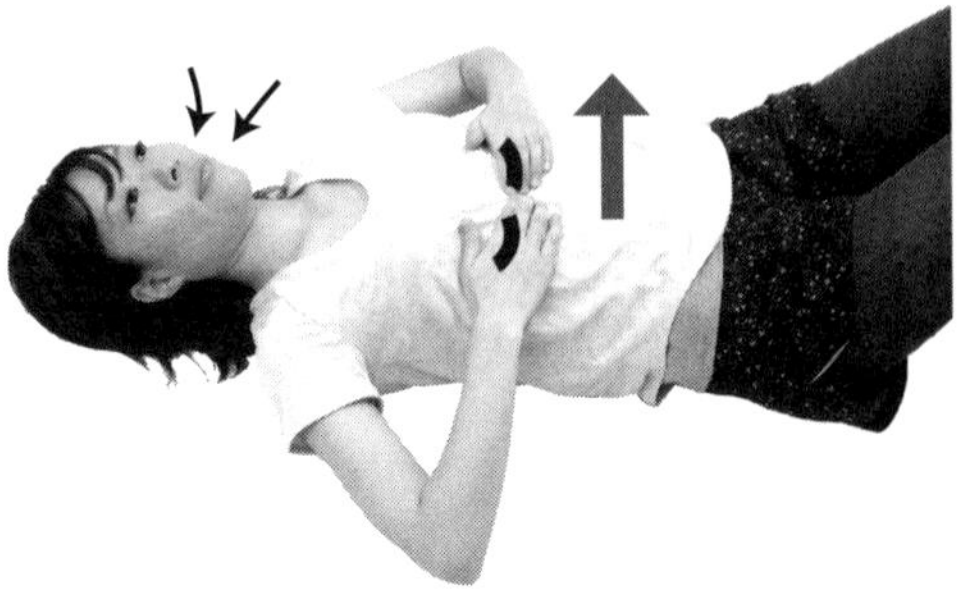
肋骨を探しにくい場合は胸から手のひら１つ分下を探ってみる

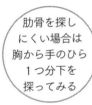

②息を吐いた動きに合わせて
肋骨の下を指先で軽く押していく

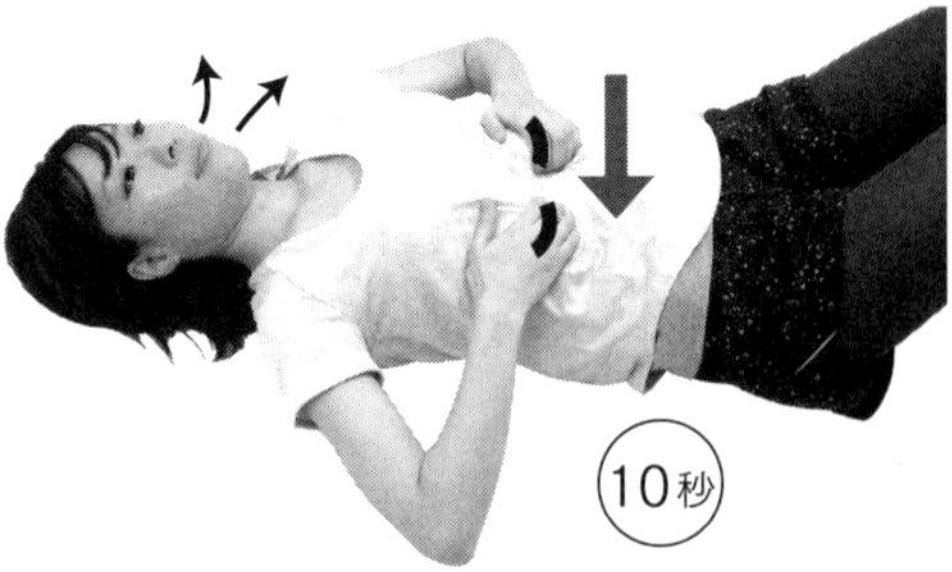
強く押すというよりも横隔膜が下がる動きに合わせる程度でＯＫ

③これを５回繰り返す

Check!

横隔膜が硬くなっている場合や胃や肝臓の調子が
悪い時などは、横隔膜を強く押すと違和感や痛みが出ます。
自分が気持ちいいと思える強さで押してみましょう。

体をゆるませる腹式呼吸

自分の呼吸を観察し、胸周りのストレッチも終えてみていかがでしょうか。自分の呼吸が思ったより浅かったり、胸の周りが硬くなっていた方が多いのではないでしょうか？

それでは、さっそく腹式呼吸を試してみましょう。

①姿勢を正す

あぐらの姿勢をとって、猫背にならないように意識して骨盤を軽く起こし、背筋を無理なくのばします。このようにまずは姿勢を正しましょう。このときに首が前に出ないように気を付けてください。そうすると骨盤の角度が自然に前に傾き、呼吸に重要な横隔膜の動きも良くなります。まずは姿勢を頑張りすぎない範囲で直立に近づけることが大事です。

②息を吸ってお腹を膨らませる

お腹の力を抜いて、鼻から息を吸います。すると、お腹が膨らむことがわかると思います。腹筋に力を入れるのではなく、横隔膜というドーム状の筋肉の膜が膨らみ、その影響で内

呼吸で動く「肋骨」と「横隔膜」

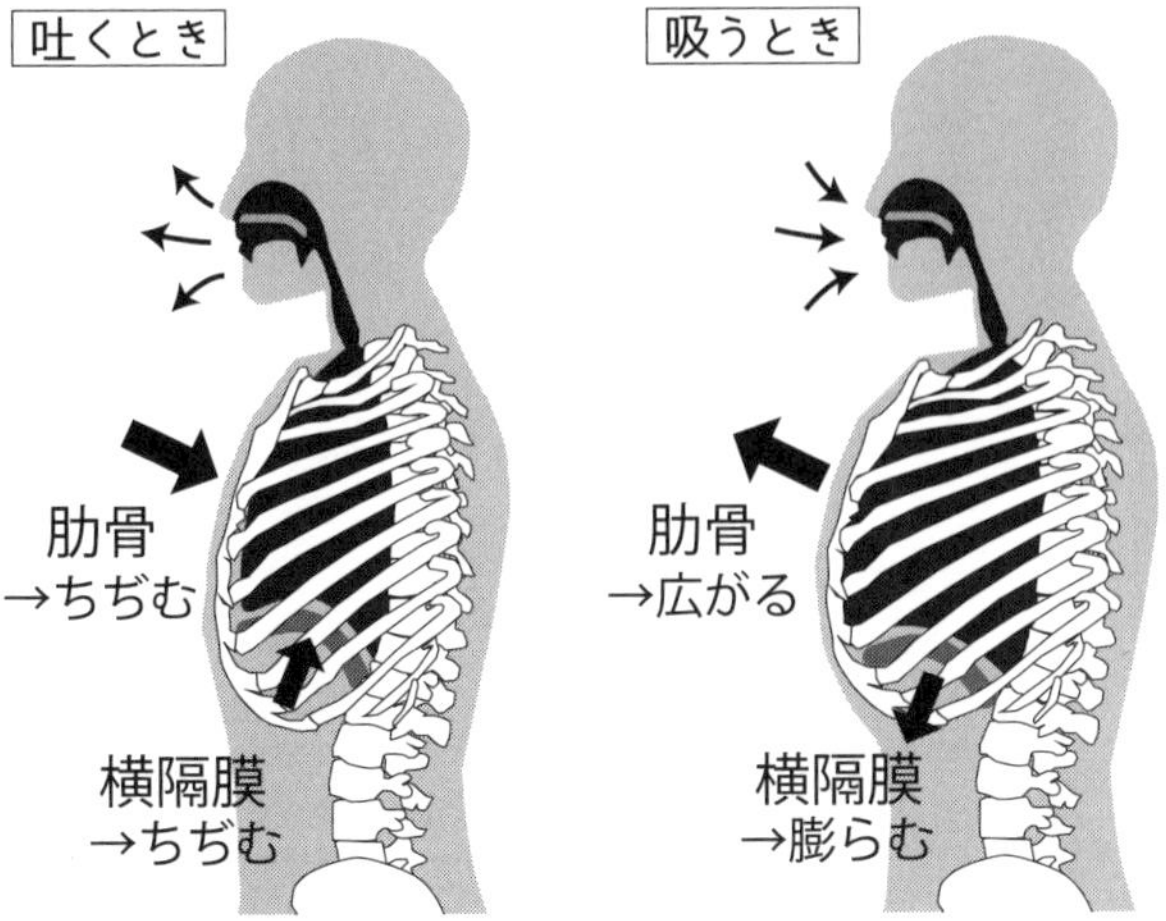

臓が下りてきます。内臓が下りた先には骨盤があるため、それ以上は下がりません。その結果、内臓がおへそ側に移動しお腹が膨らむということになります。自分のお腹の力で膨らませようとせず、力を抜いて行ってみてください。

お腹が膨らむ感覚が難しい方は、仰向けから始めてみるといいでしょう。お腹の上に手を置いたり、コインケースくらいの重さの物を置き、息を吸ったときにお腹を天井に近づけるイメージを持つと行いやすいです。

お腹が膨らむのを感じられたら、大きく口から吐きます。

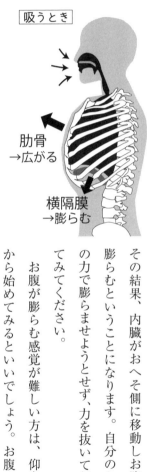

③「吸う：吐く＝１：２」の割合にしてみる

次に自分の心地よい範囲で、吐く息の長さを吸う息の長さの2倍にしてみます。無理やり大きく吸う必要はありませんし、苦しくなるほどまで吐き切る必要もありません。

2秒吸ったら4秒吐く、4秒吸ったら8秒吐く、と楽な程度に呼吸を繰り返しましょう。自分の呼吸に意識を向けながら、2～5分続けて行います。

腹式呼吸にはリラックス効果があり、副交感神経が活性化されます。特に息を吐く時に心拍数がゆっくり落ち着いて行きます。

慣れて来たら部屋の温度を快適に調整し、少しうす暗くした部屋で自分の呼吸を感じてみましょう。息が入ってくる感覚、出て行く感覚、お腹が動く感覚などに目を向けるとより効果的に副交感神経が整い、リラックスできるのが感じられると思います。

体をリフレッシュさせる胸式呼吸

胸式呼吸は活動の呼吸法です。先ほどの腹式呼吸がお腹を膨らませるのに対し、胸式呼吸では文字通り胸を膨らませます。こちらは自律神経でいうと交感神経を高める呼吸となり、活力を得たい時に用いると良いでしょう。

①姿勢を正す。あぐらの姿勢をとり、背中から骨盤にかけて丸くならないように
②呼吸中はお腹を膨らませず肋骨の下半分を意識する
③肋骨を横だけでなく前後にも大きく広げるように息を吸う
吸う：吐く＝1：2を意識して、2～5分続ける

★肩で息をするのではなく、あくまでリラックスしてください

胸が膨らむイメージが難しい方は、次のページの写真のようにゴム紐やバスタオルをみぞおちの高さの肋骨に巻き、息を吸う時に巻いたものを横に押し広げるイメージで呼吸をしてみてください。

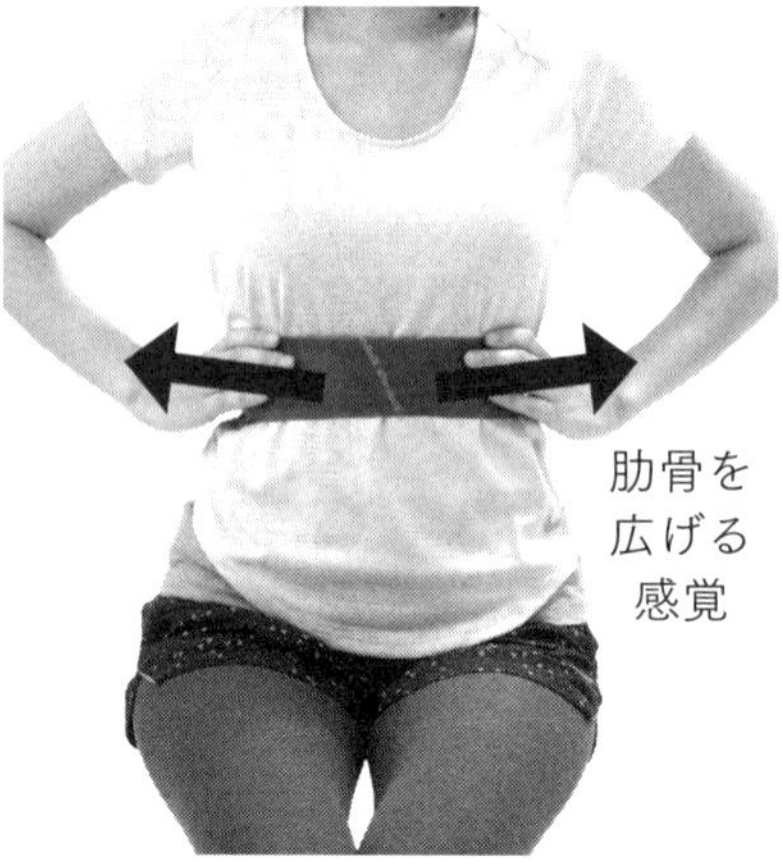

吸うとき

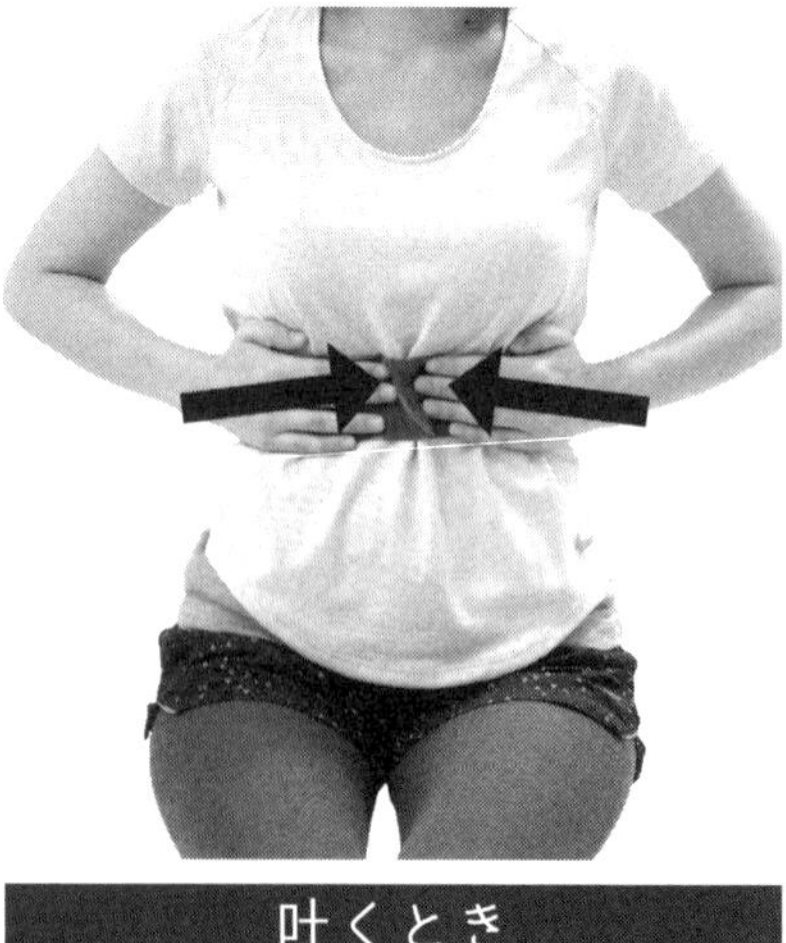
吐くとき

肋骨の下半分を意識的に膨らませることで、横隔膜と連動して作用する腹横筋《ふくおうきん》という体幹のインナーマッスルが働き、安定した体幹になり腰痛の予防にもなります。

スポーツで必要とされるのはこの胸式呼吸です。正しい姿勢、リズムでこの胸式呼吸を行うことでインナーマッスルも働き、競技でのより良いパフォーマンスを発揮できることでしょう。

歩き方

日常の中で副交感神経を高めることができる方法の1つとして、「歩き方」が挙げられます。

どんなに素晴らしい運動でも、継続し習慣化するまで落とし込めなければ良い効果を得ることは難しいものです。とはいうものの、運動をコツコツと継続することは簡単ではありません。ダイエットが続かないという話は昔からよく聞かれることですし、実際にリハビリの現場でも自主トレーニングが続かないという話をよく耳にします。

しかし、私たちにとって、日常生活で最も身近で習慣化された運動が「歩行」です。歩くという「運動」は、実はほとんどの人が日常生活の中で習慣化できているのです。ただ、歩き方に意識を向けることは少ないのではないでしょうか。

これを効率よく利用しない手はありません。理学療法士は歩き方を見るプロでもあります。ここでは歩行と自律神経との関係性を中心に考えてみます。

自律神経を整えるにはジョギングよりもウォーキング

歩くという動作は人によって千差万別です。猫背の姿勢で歩く方、がに股で歩く方、せかせかと小走りするように歩く方など様々です。

さらに心身の特徴を鑑みると、精神的に落ち込んでいるときは肩を落としてトボトボと小股で歩きますし、逆に精神的に高揚しているときは大股で背筋をのばして歩く傾向にあります。また、社会的な背景などの因子も影響を与えており、女性は女性らしい歩き方、男性は男性らしい歩き方を自然に身に付けていることも多いです。「歩く」という行為は、精神状態や文化、所属する社会にも影響を受ける繊細なものなのです。

自律神経を整えるという観点では、運動習慣を定着させるためにはジョギングなどのやや運動負荷が大きい運動よりもウォーキングの方が適しています。

ジョギングでは、心拍数が大きく上昇し素早い全身的な動作となるため、全身の筋肉の緊張が上がり、交感神経優位になってしまいがちです。また、膝や腰への負担も大きいため、今まで運動習慣がなかった人が急に始めると体に痛みが出る可能性もあります。

一方でウォーキングはゆっくりとマイペースに行うことができ、周りの景色を眺めたり、精神的にも余裕を持って取り組むことができます。

ウォーキングは息が切れずに、会話をしながら最低30分は続けられる程度で行うのが良いでしょう。また、真夏などの過度に気温が上がる時期を除いて、日光が出ている朝から昼の時間帯に行うことで、体内時計を整え、生活リズムの改善に役立つ効果も期待できます。

副交感神経を活性化させる「ゆるウォーク」

副交感神経を活発にするためのウォーキングの方法として「ゆるウォーク」がおすすめです。ゆるウォークとは、体も心も緩んだ状態で行う「ゆる〜いウォーキング」のことです。

歩行中、不自然に力んでしまうとリラックス効果は得にくくなります。できるだけ、人体に本来備わる歩行のメカニズムを最大限利用して、楽に歩くこと、それがゆるウォークです。

理想的な歩きのメカニズム「ロッカーファンクション」

ゆるウォークを行うにあたって理想的な歩きは、「ロッカーファンクション」を活かした歩き方となります。ロッカーは「振り子」、ファンクションは「機能」を意味し、振り子のような動きを意識することが重要な歩き方です。といってもイメージしづらいと思いますので、図を用いながらご説明しましょう。

体の構造上、人が立っている時に重心は骨盤帯（仙骨のやや前方）に位置します。これを歩く動作で考えると、この重い骨盤をいかに効率的に前に運ぶかがポイントです。歩きの中でこの骨盤を前に運ぶ動きが円滑に行えないと、不自然に力が入ってしまい、リラックスして歩くことが難しくなってしまいます。

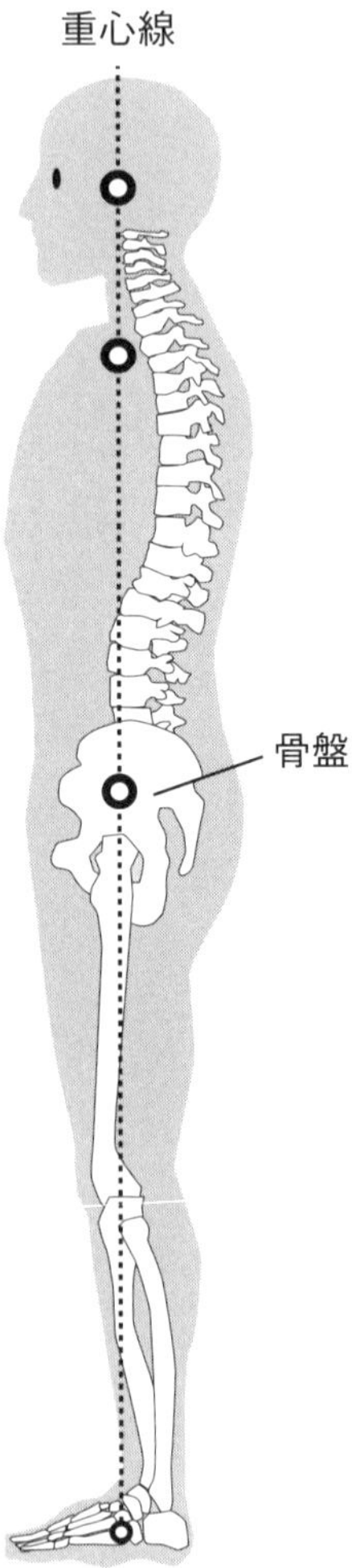

倒立振り子モデル

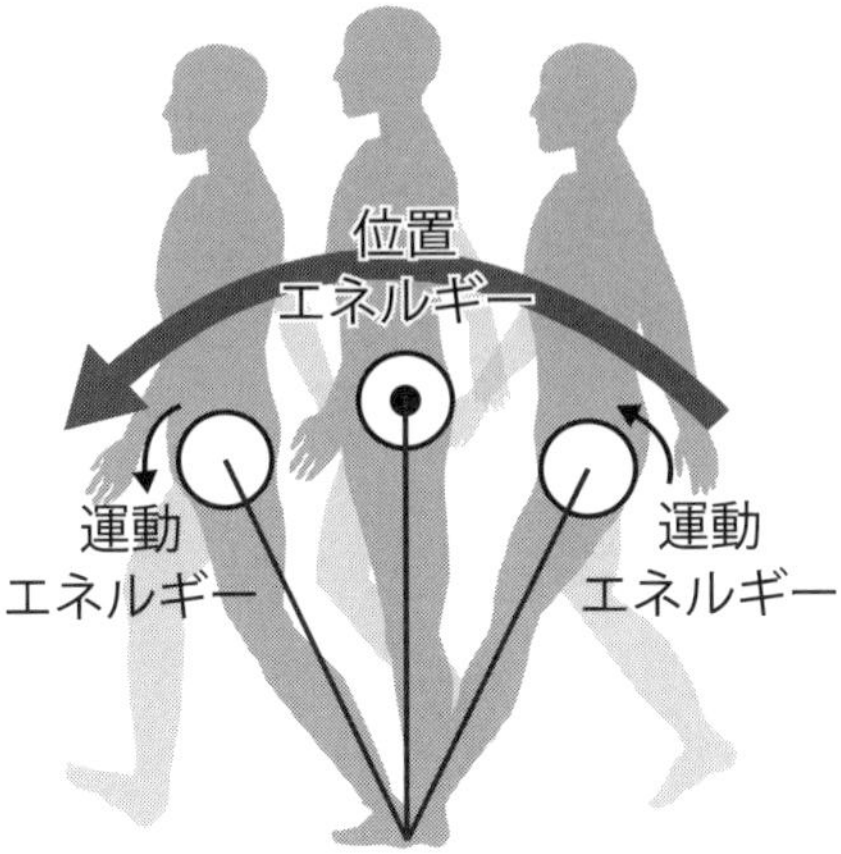

そこで、人の歩行に元から備わるメカニズムであるロッカーファンクションを意識した歩き方が重要になります。ロッカーファンクションを理解するには、前提として、「倒立振り子モデル」の理解が重要です。

倒立振り子モデルとは、文字の通り、かかとを支点として振り子を逆さまに倒立させたものです。上の図の○が骨盤、直線部分が足を表します。

踏み出したときの骨盤の位置に比べて、その足がのびきったときには骨盤の位置が高くなっています。そして足を蹴り出すときにまた骨盤は下がります。

これは、位置エネルギーという物理

の力を活用したものです。山あり谷ありのアップダウンがあるレールの上でビー玉を転がすときを想像してみてください。高い位置から落ちるビー玉は下りの勢いそのままに次の登り坂を上がりきり、また山の上から落ちてその勢いで登って、落ちて、登って……と繰り返しますよね。この要領で、骨盤の位置を上げ下げすることで足を踏み出す、蹴り上げるといった運動エネルギーを生み出し、無駄な力を使わずより効率的にリラックスして歩行することができるのです。

ロッカーファンクションを活用した歩き方のポイント

それでは、ロッカーファンクションを効果的にウォーキングに取り入れる方法に移ります。ポイントはたくさんありますが、ここでは最も重要なポイント3点に絞ってご紹介します。

①背筋をのばす

歩行というと、足の運びばかりに意識が向いてしまいがちですが、体幹（姿勢）も重要です。いわゆる猫背になっていると、ロッカーファンクションに必要な「膝をのばして歩行する」

ことが難しくなります。結果、非効率で不自然に力が入った歩き方になってしまいます。

まず、背筋をのばして歩く意識をすること、それがゆるウォークの基礎となります。

無理に背筋をのばすのではなく、第2章の姿勢ストレッチを行い体の柔軟性を高めて、天から頭を糸で引っ張られているようなイメージで、不必要な力みを少なくしましょう。

②膝をのばして、かかとから地面に接地する

ロッカーファンクションでは、地面と接する足部の特性を利用することも大変重要です。かかとを中心に力を推進力に変える働きをする「ヒールロッカー」は、かかとから地面に接地させることで機能します。

「歩くときは、かかとから地面に着けましょう」と聞くことがあるかと思いますが、まさしくその通りなのです。ヒールロッカーはロッカーファンクションのための重要な起点となります。膝や腰を曲げて歩くといわゆる「すり足」になり、かかとからではなく足裏全体で接地してしまうことになります。

ポイントとしては、背筋をのばしたうえで「膝をのばすこと」「つま先を少し上げる」ことです。そうすると、歩いているときにかかとから接地することができます。

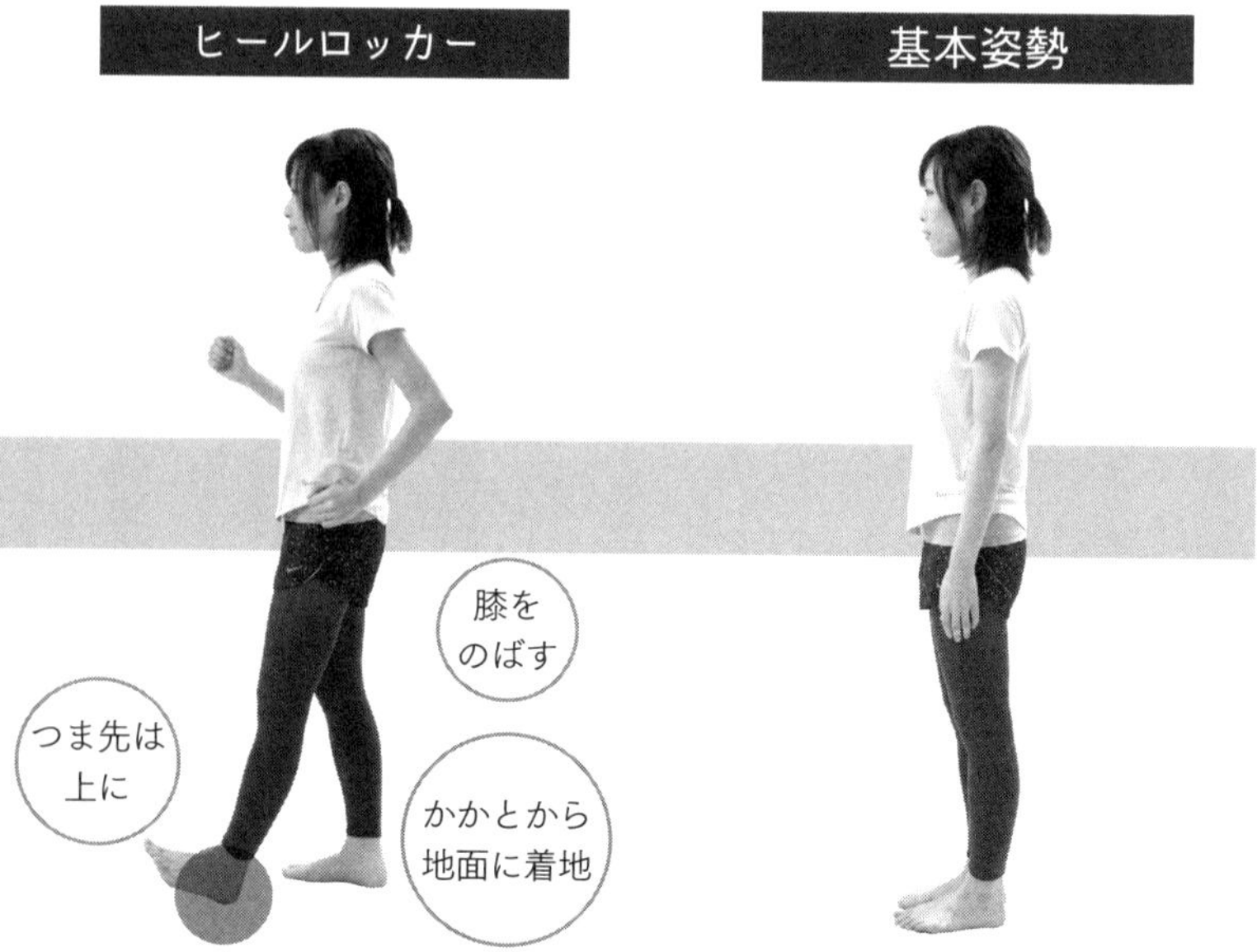

③つま先で後ろに地面を蹴る

歩行をかかとから地面に接地させたら、次は足の蹴り出しの意識です。膝をのばし、つま先で地面を後ろに蹴り出すように意識してください。

ロッカーファンクションでは、ヒールロッカーの後、アンクルロッカー、フォアフットロッカーが出現し、歩行動作が円滑に行われています。

アンクルロッカーは足首を軸にひざ下が前に倒れることで、振り子の軌道のように無理なく重心を前に押し出してくれる働きがあります。

この時に膝が曲がっていると、上手くひざ下が前に倒れてきません。なの

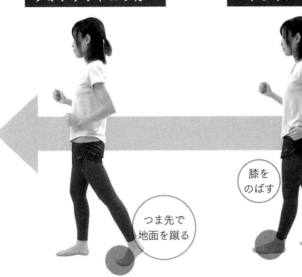

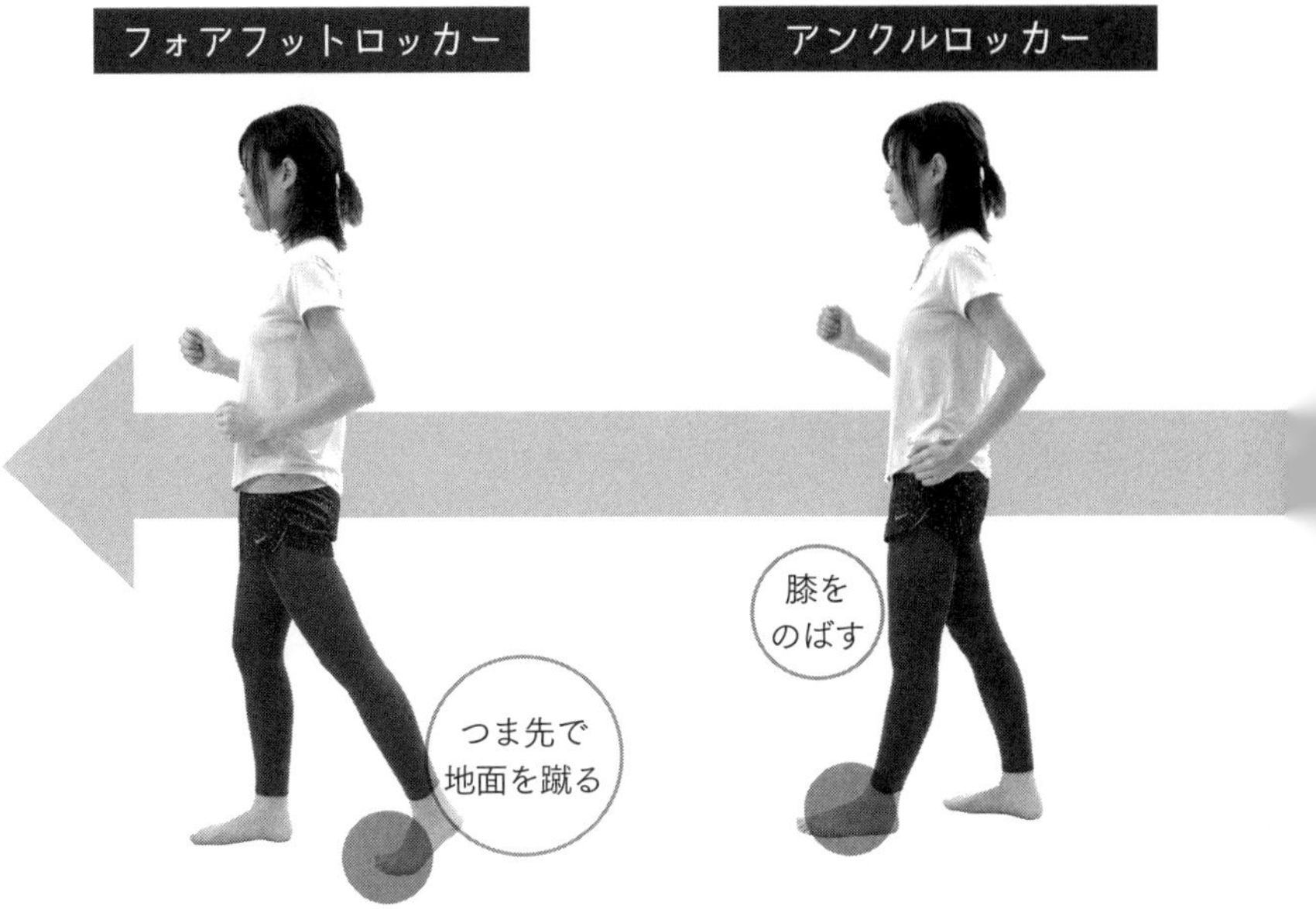

で、歩行中、地面に足が着いているときは膝をのばしておくことが重要になります。

最後にフォアフットロッカーが出現します。フォアフットロッカーでは、足指の付け根部分を起点にしてひざ下全体が前に倒れていきます。

この時、つま先で地面を後ろに蹴り出すように意識すると、フォアフットロッカーが効果的に機能します。よって、地面にかかとから接地した後は膝をのばしてつま先で地面を後ろに蹴り出すように意識すると、より楽にリラックスして歩行できるのです。

無理に歩幅を大きくしたり、手を大

きく振って競歩のような不自然な歩行をするよりも、このロッカーファンクションを活用した自然な歩き方を意識すると効率的な歩きとなり、体への負担が減ることで歩きの中から副交感神経を高めることができます。

これらの点を意識しすぎて力んでしまうと歩きのバランスが悪くなってしまうので、あくまでもリラックスしてこのゆるウォークを実践してみてください。

また、ウォーキングを実施する際は歩き方そのものだけではなく、車の通りの少ないところを選んで歩いたり、静かな自分のお気に入りの場所をゆったり歩くというようなストレスの少ない環境面への配慮も大切です。

食事

自律神経には食事も深く関与しています。食生活の乱れは自律神経のバランスを崩すことにつながりますので、食事についても意識してみましょう。

食事と自律神経の関係性

内臓の働きと自律神経が深く関係していることは、これまでに何度か述べてきました。交感神経が働くと胃腸の活動は悪くなり、副交感神経が働くと胃腸は活発に活動するようになるのでしたね。つまり、食べ過ぎや消化不良を起こして胃腸に過度な負担がかかると、自律神経にも悪影響が及ぶことになるのです。

例えば、食後に運動をすると交感神経を刺激します。胃腸による消化・吸収は副交感神経によって促されるのに、食後に運動などで交感神経が強く働くと、消化・吸収が妨げられて消化不良になるのです。同じように精神的なストレスも交感神経を刺激して胃腸の活

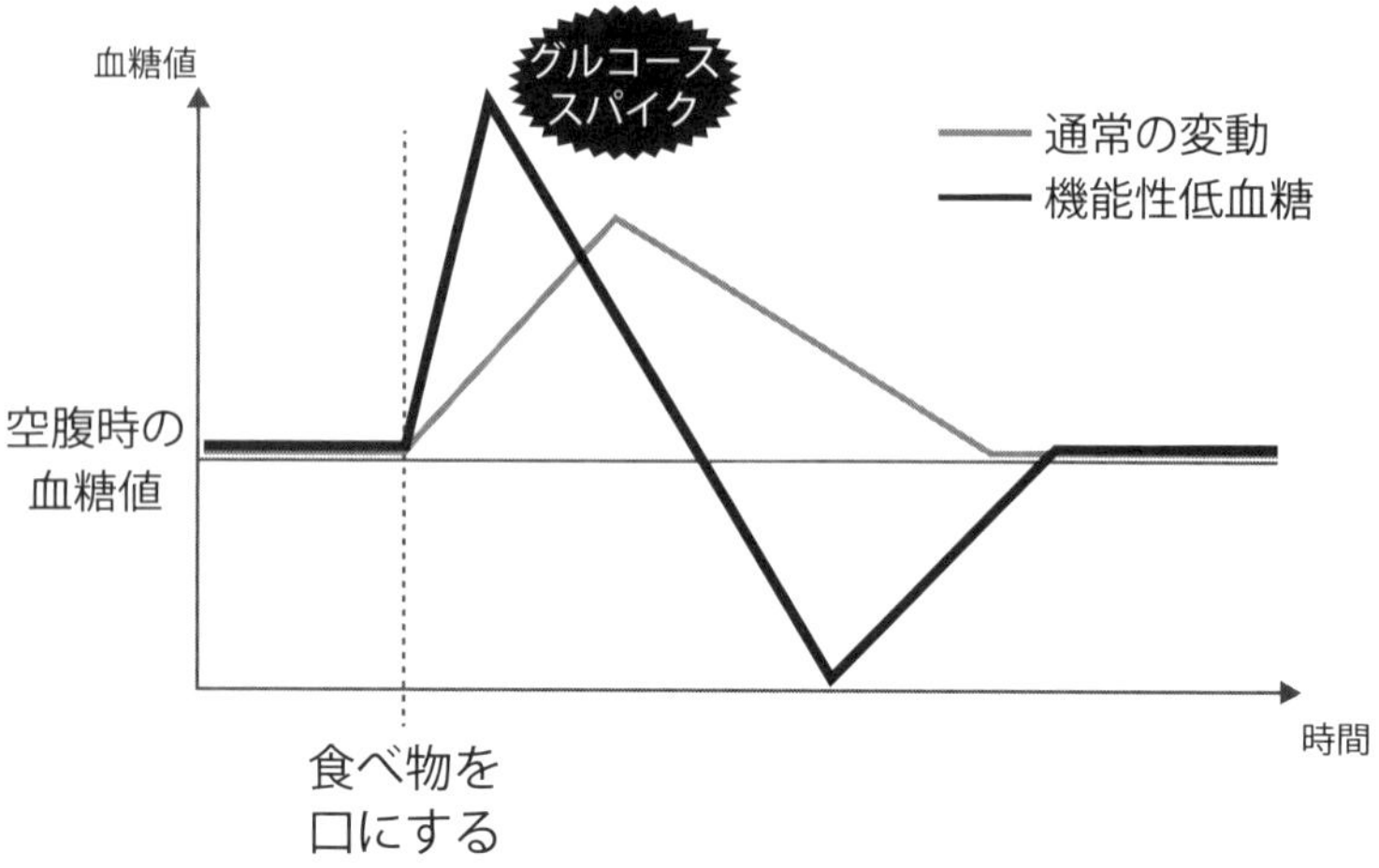

動を悪くします。

それに加えて、血糖値についても注意が必要です。

炭水化物（糖質）が含まれている食品を食べると血糖値（血液中の糖分量）が上がり、その血糖値は数時間経つと元の状態まで落ち着きます。

血糖値が高すぎたり低すぎたりする状態は体にとって好ましい状況ではありません。そのため食事などによって血糖値が変動すると、元の状態（空腹時の血糖値）に戻すような反応が起こるのです。

このとき、血糖値の変動を感知して修正するのが自律神経になります。自律神経やホルモンが血糖値を調整しているのです。

特に気を付けたいのが、甘いお菓子やパンなど糖質が大量に含まれている食品を食べると、急激に血糖値が上がることです。すると、急いで血糖値を落ち着かせようとして自律神経やホルモンが反応します。その結果、前ページの図のように血糖値が急上昇した後、急下降する「グルコーススパイク」が起こります。

グルコーススパイクが起こると今度は逆に血糖値が下がり過ぎてしまいます。上がり過ぎた血糖値を下げるために自律神経とホルモンが過剰に反応した結果、血糖値が元の値より低くなってしまうのです。このようにして起こった低血糖を「機能性低血糖」といいます。

こうした血糖値の変動が自律神経を乱すことにつながります。

自律神経を乱さない食事とは

自律神経を乱さないためにとるべき食事について、ポイントを3点にまとめました。

①腹八分目で満足できる食事

既に述べたように、食べ過ぎて胃腸に負担がかかると自律神経の活動が乱れます。食べ過ぎると、その分だけ胃腸が消化するために頑張らないといけないからです。

そのため、「腹八分目でもしっかり満足できるような食事」を心がけてください。

例えば、ゆっくり噛んで食べることや、肉など噛み応えがあり栄養価が高いものを選ぶこと、それとタンパク質の豊富な卵をあわせて食べるといいですね。お菓子などは食べても満足感を得にくいのですが、単純に胃腸に入った分だけ胃腸には負担がかかります。つまりいくら食べても満足しにくい食事は、自律神経を乱しやすいのです。

②短時間で消化吸収できる食事

満足感が高くても、消化吸収に時間がかかる食事は自律神経を乱しやすいです。短時間で消化・吸収できないということは、消化不良の状態になるためです。

消化・吸収しにくい食品は人によって異なります。炭水化物を食べると胃もたれしやすい人もいれば、肉類を食べると消化不良を感じる人もいるはずです。

とにかく、あなた自身が食べた後何時間もお腹に食べ物が残っている感じがするような食事は、消化不良を招いて自律神経を乱す可能性が高いと言えます。逆に、短時間で消化・吸収できる食事は自律神経への負担も小さいです。

③血糖値を大きく変動させない食事

血糖値の変動が小さく抑えられる食事は自律神経に対する負担も小さいです。例えば、砂糖がたくさん含まれているようなお菓子は血糖値を急激に上げます。つまりこうした食べ物は自律神経を乱しやすい食事です。

一方、肉や卵などのタンパク質や脂質が豊富な食品は血糖値をほとんど変化させません。こうした低糖質の食べ物は血糖値の変動が小さく、自律神経も乱さない食事となります。

お菓子を食べる前にタンパク質を含むものを口にしておくと、血糖値が上がりにくくなりますよ。あとは、やはりゆっくりよく噛んで食べることです。

食事をとるときに気を付けるべき3つのポイント

どういった食事をとるかという点だけでなく、食事をとるその時に次の３つに気を付けるだけで、自律神経を整える効果がより高まります。

①しっかり噛む

しっかり噛んでゆっくり食べることは少量で食事に対する満足感を高めます。噛むという行為が満腹中枢を刺激するためです。またしっかり噛むことは食べ物の消化・吸収をスムーズにして、胃腸への負担を減らします。一口で30回以上は噛むように意識すると良いでしょう。

②糖質の摂取量を意識する

前述したように糖質を摂取するとその分だけ血糖値が上がります。血糖値の大きな変動は、それだけで自律神経を乱すことにつながります。

一般的な日本人の１日の糖質摂取量は約２５０~３００ｇだと言われていますが、これは過剰に摂り過ぎています。目安としては1日の糖質摂取量を120〜150gまで減らせれば、自律神経への悪影響は非常に小さくなります（茶碗1杯の白米で約55g）。

まずは間食などで食べているお菓子があればそれを減らします。間食をしなくなった後は、主食としてパンや麺類などを食べる回数を少なくしていくと良いです。

③遅い夕食を避ける

後で述べる「睡眠」とも関わってきますが、夕食が遅くなるとそれだけ就寝が遅くなり、自律神経を乱す大きな要因になります。

また、夕食から就寝までの時間が短いと食べた物を十分に消化していない状態で眠ることになります。消化不良の状態で眠ると睡眠の質は著しく下がることになるのです。

こうしたことを防ぐためにもできるだけ夕食は早めに済ませるようにしましょう。就寝の3時間前までには夕食を食べるように意識すると良いです。もちろん、食べる量が多くなるほど消化に時間がかかるため就寝までの時間は長くなります。

入浴

一般的には、入浴は気持ちをリラックスさせて自律神経を整える効果が高いと考えられています。しかし、お風呂の入り方次第では逆に体を興奮させて自律神経を乱すことにつながる可能性もあるのです。

入浴で自律神経を整える3つのポイント

現代人はストレスや睡眠不足などで交感神経の働きが活発になって自律神経のバランスが崩れている人がほとんどです。そのためお風呂に入って副交感神経の働きを活発にすることができれば自律神経のバランスが整うことになります。

①お湯の温度を38〜40℃にする

前提としてお風呂はシャワーではなくお湯に浸かることが大切ですが、特に把握しておきたいのがお湯の温度です。お風呂で自律神経のバランスを整えるためには、お湯の温度を38～40℃に設定することが大切です。なぜかというと熱すぎるお湯、具体的には42℃以上の温度になると、交感神経が過度に刺激されます。そのため、42℃以上のお湯に入浴するとリラックスするどころか体を興奮させてしまうことになるのです。

一方で、38～40℃のお湯は「不感温度」と言われ、副交感神経の活動を高めます。お風呂としては若干ぬるめですが、副交感神経を活性化させ、自律神経を整えたいのであればこれくらいの温度にすべきです。また、夜に42℃以上のお風呂に入ると睡眠にも大きく影響する可能性が高いため注意が必要です。

②半身浴ではなく全身浴にする

入浴方法として半身浴を勧める人は少なくありません。しかし、自律神経のバランスを整えるためには、全身浴が大切です。それは、首から背中にかけた部位に自律神経のポイントがあるためです。

自律神経は、背骨の近くを通って内臓や手足などの末端にのびていきそれぞれの組織を支配します。そして、背骨の中でも首から背中にかけた位置に「自律神経節」と呼ばれる自律神経の司令塔があるのです。こうした自律神経節をお湯で温めると、非常に高いリラックス効果が得られます。

このことは、研究などで報告されているわけではありませんが、私が患者さんに対応してきた経験から間違いないと感じていることです。例えば、肩が凝っているときなどに肩甲骨の間あたりを温めると、肩こりが軽くなるケースが多くあります。これは背中にある自律神経節が刺激されて自律神経のバランスが整うために起こる現象です。

また肩甲骨の間を温めると手先がポカポカしてきます。これも、自律神経の働きによって手の血管が広がって血流が良くなるために起こるものです。

③リラックスするまでしっかり浸かる

短時間の入浴では、お風呂によるリラックス効果を得ることはできません。20分程度はお湯に浸かる時間を設けましょう。ただ、入浴によってリラックス効果が発揮される時間帯は人によって異なります。10分程度で十分という人もいれば、30分でもリラックスできない人がいるのも事実です。「体がポカポカしてきた」「気分がスッキリしてきた」「気持ちよくなってきた」という感覚が得られる時間がその人にとって効果的だと考えています。

睡眠

睡眠不足が体に悪影響を及ぼすのは、皆さんご存知だと思います。睡眠時間が短かったり眠りが浅かったりした翌日は、気分も晴れずイライラするなどという経験を持つ人も多いのではないでしょうか。

実は、睡眠不足はイライラなどの精神面だけでなく、体の痛みや慢性的な疲れなどの肉体面にも影響するのです。

睡眠の肝は体内時計によって作られる

睡眠と自律神経の関係性を理解するためには「体内時計」について把握しておくことが大切です。

体内時計とは、例えば時計もない真っ暗な部屋で外の状況が分からなくても、体の中に刻み込まれた生活のリズムによってある程度、現在の時間を把握できるような能力を指します。一方で、太陽が出ているから昼であると無意識に体と脳が把握し、その環境に合わせて食事や睡眠の時間を調整するような生活のリズムは外部環境と呼びます。

体内時計は睡眠にも大きく関係しており、その体内時計に沿って一定のリズムで就寝と起床を繰り返すことが、体の健康には最も適しています。体内時計は約25時間で1周期となります。実際の1日（24時間）と1時間のズレが生じるため、そのズレは朝日や朝食、日常生活などによって調整されます。

つまり、体内時計を実際に調整しているのは太陽の光や規則正しい生活といった外部環境であり、昼夜逆転などの不規則な生活が体に良くない理由になります。

体内時計は脳にある「中枢時計」と全身にある「末梢時計」の2つに分けられます。この2つは相互に関係しつつ体内時計を調整していますが、基本的には中枢時計が司令塔となり、全身にある末梢時計をコントロールしています。

1時間のズレを修正するのは主に末梢時計の役割になります。朝日は目の網膜にある末梢時計に働きかけ中枢時計を調整します。また、食事をとることで内臓が働き、そこの末梢時計が働き出して中枢時計のリズムを修正します。

この中枢時計と末梢時計をつなぐものが「自律神経」になります。中枢時計で得た刺激は自律神経によって末梢時計に伝えられ、末梢時計が分布する全身に働きかけ調整します。一方、末梢時計が得た刺激は自律神経を介して中枢時計に伝えられ、全身のリズムの調整に役立ちます。

そのため、睡眠不足や不規則な生活で末梢時計が乱れていると、それを中枢に伝える自律神経の働きは悪くなり、同様に中枢時計のある脳の働きが鈍くなっていても、それを末梢に伝える自律神経は乱れます。

また、体内時計とは別に夜に自然と眠気が生じて朝に目が覚めるのは、自律神経が形成する睡眠と覚醒のリズムが大きく影響しています。

精神的なストレスが強くなるとイライラして眠れなくなるのは、ストレスによって自律神経のバランスが崩れて起こる不眠です。また、夜更かしなどをした翌日にちょっとしたことにイライラしやすくなるのは、睡眠不足によって自律神経の活動が乱れたために生じる現象です。

つまり、自律神経のバランスが乱れても睡眠に影響しますし、体内時計に沿った睡眠ができていないと自律神経の活動に悪影響を及ぼすという関係なのです。

理想的な睡眠とは？

理想的な睡眠のためには睡眠の「時間」と「質」の両方について考える必要があります。必要な睡眠時間は個人個人によって異なります。アインシュタインが長時間睡眠であり、ナポレオンが短時間睡眠であったことは有名な話ですね。ただ、体の健康を考えると、ある程度の睡眠時間は確保する必要があります。

人の細胞はどこの部位であろうと、メンテナンスを行うために休憩する時間が必要です。そのため睡眠をとることで、働き者の脳と心臓を休ませる必要があります。ちなみに、関節は体を起こしている間はずっと重力や自分の体重によって負担がかかっています。関節が持つ免疫機能のメンテナンスのためにも、十分な時間、横になって負荷を減らす必要があります。

そのために必要な睡眠時間は大人では約8時間だと言われています。8時間の確保が難しい場合、7時間半を目指すようにしましょう。

そして睡眠は時間だけではなく、質が高いことも大切です。睡眠の質とは、簡単にいうと「深く眠れているか」ということになります。

人の睡眠には浅い眠りである「レム睡眠」と、深い眠りである「ノンレム睡眠」の２つの状態があります。レム睡眠は筋肉を休めるための睡眠であり、ノンレム睡眠は脳を休めるための睡眠です。１回の睡眠の中でレム睡眠とノンレム睡眠を繰り返して筋肉や脳を休ませています。

どちらの睡眠状態も大切ですが、特に自律神経に関わるのはノンレム睡眠です。ノンレム睡眠に問題が生じて深く眠れなくなると、脳が休まらずに自律神経のバランスが崩れてしまうのです。どれだけ長い時間眠っていても、深く眠れていなければ脳は休まりません。寝ている間ずっと夢を見ていたり、わずかな物音で起きたりする人は深く眠れていない可能性が高いです。そうなるといくら8時間以上の睡眠をとっていても、自律神経のバランスは崩れてしまいます。

ご自身の睡眠活動が合っているかどうかは、目覚めと日中の眠気で判断します。

睡眠時間や体内時計が合っていれば、朝起きた時の目覚めはスッキリしたものになります。また、日中の眠気はなく活動的に生活を送ることができるはずです。昼の2時頃に眠気がくるのは生理的なものですので、気にする必要はありません。

しかし、もし8時間以上寝ていても朝の目覚めがスッキリしておらず、日中にも眠気が起こるようでしたら、その睡眠活動は適していません。

睡眠によって自律神経を整える7つのポイント

ここからは、良質な睡眠によって自律神経を整えるための7つのポイントを紹介します。

①朝日を浴びる

人の眠気には「メラトニン」と呼ばれるホルモンが関係しています。体内でメラトニンが合成・分泌されると、人は自然と眠くなるのです。メラトニンは明るい環境の中では合成されず基本的には夜に作られます。

そして、夜に十分な量のメラトニンが作られるためには「朝日」を浴びることが重要になります。それはメラトニンの合成が朝日を浴びた14～17時間後に活発になるためです。ですので、朝8時頃までに朝日を浴びると、夜24時頃までにはメラトニンが合成され自然な眠気を導くことができるようになります。

②眠気がきたら眠る

人の体には睡眠と覚醒のリズムが備わっていますが、そのリズムに逆らうと眠れなくなります。

一般的に夜の20～22時には体のリズムによって自然と眠気が生じます。このときに「眠たいけどまだ早すぎる」と考えて眠気を我慢する人は多いでしょう。しかし、22時前後に生じる眠気を過ぎてしまうと、次に自然な眠気が起こるのは午前2時前後になります。つまり、夜中まで眠れなくなるのです。

もちろん体が疲れている場合には体のリズムによる眠気が生じる時間でなくても眠れますが、できるだけ22時前後に生じる眠気に合わせて眠ることをおススメします。特に「疲れていないから眠くない」という人は、こうした体のリズムによって起こる眠気に合わせて寝るようにしましょう。

③午後はカフェインを避ける

コーヒーに代表されるカフェインは脳を覚醒する作用があります。そして一般的にも知られているように眠気を覚ます作用があるため、夜にコーヒーを飲むと眠れなくなります。

ただ注意しなければいけないことは、生理学的にはカフェインは「摂取後、12時間程度体内に存在し続ける」ということです。つまり、夕方や夜でなくても、昼過ぎに飲んだコーヒーは夜の睡眠にまで影響するということになります。

こうしたことから、カフェインを多く含むコーヒーはできるだけ午後に飲むことは避けるようにしましょう。ちなみに、玉露茶やコーラ、栄養ドリンクなどにもカフェインはたくさん入っているため注意が必要です。

④お風呂に浸かる

眠れない人の中には、お風呂をシャワーで済ませている人も少なくありません。しかし「入浴」（→P130）の項目で述べたようにお湯に浸かった方が良質な睡眠につながるのです。人の眠気を促す要因の1つに「体温の低下」があります。人は生理的に深部体温（体の中心部の体温）が下がることで自然と眠気が生じるのです。

例えば、子どもが眠たいときには手足がポカポカしてきます。これは体の末端から熱を逃がすことで深部体温を下げているためです。大人でも同様の現象は起こっているため、眠たいときには手足が温かくなっているはずです。

お風呂に浸かることで一時的に体温を上昇させると、その分だけ入浴後に深部体温が下がりやすくなるため、眠気が生じやすくなります。

⑤夕食を早めに済ませる

夕食が遅くなって食事から入眠までの時間が短くなると睡眠の質が悪くなります。夕食で食べたものを消化するまでに時間がかかるため、食後すぐに寝てしまうと、食べ物が胃に残ったまま眠ることになるのです。つまり、消化不良の状態で眠ってしまうことになります。最低でも就寝の3時間前には食事を済ませるようにしましょう。

就寝までに時間が確保できないような場合は、軽めの食事で済ませることで睡眠の質が下がりにくくなります。

⑥睡眠環境を整える

睡眠の質が悪くなる要因の一つに睡眠環境があります。睡眠環境が劣悪だと睡眠の質は著しく低くなるのです。

騒音は睡眠を妨害する典型的な問題です。他にも悪臭や部屋の温度、湿度なども、睡眠に悪影響を与えます。理想的なのは室温19～26℃、湿度50～60％だといわれています。

睡眠環境を整えることも、自律神経を乱さないようにするためには重要です。

⑦テレビやスマホ、パソコンの光には注意

眠気を誘発するメラトニンは明るい環境では合成されません。特に、最近よく聞かれるようになりましたがテレビやスマホ、パソコンの画面から発せられるブルーライトはメラトニンの合成を妨げる大きな原因となります。

ブルーライトを浴びていると、夜であるにもかかわらず体は「朝日を浴びている」と勘違いして体を覚醒させようとします。その結果、メラトニンが十分に合成されず、眠れなくなるのです。

夜はテレビやスマホ、パソコンの使用を控えるようにしましょう。また、部屋の照明を暗めにしておくことも、メラトニンの合成を促すためには大切です。

内臓の働きを整える

内臓を調整するとなぜ自律神経にいいのか？

人の体には、意識しなくてもある刺激に対して体が自動的に反応を起こしてくれる反射というシステムが備わっています。

有名なところでは、「膝蓋腱反射《しつがいけん》」と呼ばれる、膝のお皿の下を叩くと腱の反射で膝が無意識にのびるものや、熱いヤカンを触った瞬間に反射的に手を引っ込める「脊髄反射」などがありますね。

体に備わった数ある反射の中の1つに「内臓—体性《たいせい》反射」という反射があり、これは簡単に言うと内臓の状態が筋肉や姿勢に影響を与えるという反射です。食べ物を食べて腸に到達すると、食べ物が腸の壁を刺激し副交感神経が優位になります。この反射を利用して、内臓や血管に直にストレッチを加えることで自律神経を整える作用があるのです。

反対に、胃の調子が悪い時は脳にその情報が行くだけではなく、胃に関連する背骨周囲の筋肉にもコリ等の影響を与え、結果的に背骨を歪ませる原因となってしまいます。

すでにお伝えしたように、背骨の胸椎という場所は自律神経である交感神経の中枢にもなっています。背骨周りの筋肉が硬くなり、背骨が硬くなることで自律神経の働きにも悪影響を与えてしまいます。

内臓を整えることにより、その内臓に関連する背骨周囲の筋肉のコリがとれ、背骨の柔軟性もあがり、結果的に自律神経も働きやすくさせることができます。

内臓の調子を崩しやすい2つの特徴

①ストレスを感じやすい人

人はストレスを感じると、腎臓の上にある小さな副腎という場所から「抗ストレスホルモン」を出して、血圧・心拍数・呼吸数等を上げることでストレスから身を守ろうとします。

副腎はクルミくらいの大きさで、重さはブドウの巨峰1粒よりも少し軽い程度というとても小さな臓器ですが、ストレスに対応したり、ホルモンの生産分泌、免疫・炎症・糖のコントロール、炭水化物と脂質の代謝、たんぱく質と脂質のエネルギー変換、脂質の貯蓄、胃酸のコントロールなどなど、人間にとっては非常に重要でパワフルな働きをもった臓器なのです。

そんな副腎から出るホルモンの貯蔵できる量は決まっています。つまり無限に出るわけではないのです。ストレスを感じている状態が続くと、貯蔵していたホルモンが足りなくなったり、副腎が疲れて働きが弱くなり、生体の防御反応として体に様々な反応が出現し、その結果病気や全身の不調を引き起こしてしまいます。

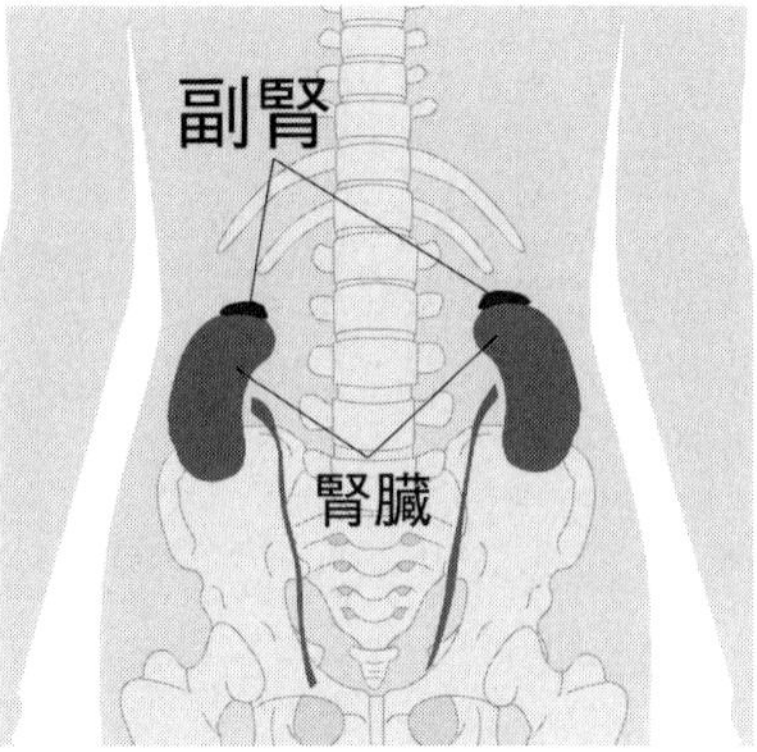

②生活習慣が乱れている人

皆さんは、２０１７年のノーベル生理学・医学賞を受賞したアメリカ人３人の研究内容をご存知でしょうか。それは「生物時計の概日リズムを制御する分子メカニズム」という体内時計に関する研究で、体内時計の発展に関わる大きな業績となったためノーベル生理学・医学賞を受賞したと言われています。それほど今の医学界の中では、この体内時計が大きな注目を集めています。

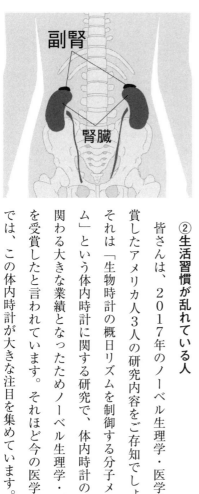

体内時計にも様々なリズムがあり、脳波・呼吸・拍動のような短いリズムから、朝日を浴びて1日が始まる1日周期のリズム、女性の生理周期などの月単位の長いリズムもあります。

「睡眠」の項目でも軽く触れましたが、この体内時計と内臓（自律神経）はとても深い関係にあり、内臓にも1日の中で働きやすいリズムというのが各々あってそれを微調整してくれているのが自律神経なのです。そのため、寝る・起きる時間が毎日違っていたり、夜遅くに何か食べてしまうといった体内時計が狂うような生活習慣をしてしまうと、自律神経が乱れ、その結果内臓の不調を招いてしまいます。つまり、生活習慣が乱れているというのは、体に備わっているリズムが乱れていることを指します。

自分でできる内臓調整法

腹膜《ふくまく》という言葉を聞いたことがありますか？　腹膜というのは、胃・肝臓あたりからダラ～ンとぶら下がっていて、お腹全体を覆っている膜状の組織を言います。単なるエプロンみたいな形ですが、実はこの腹膜には驚くべき機能があるのです。

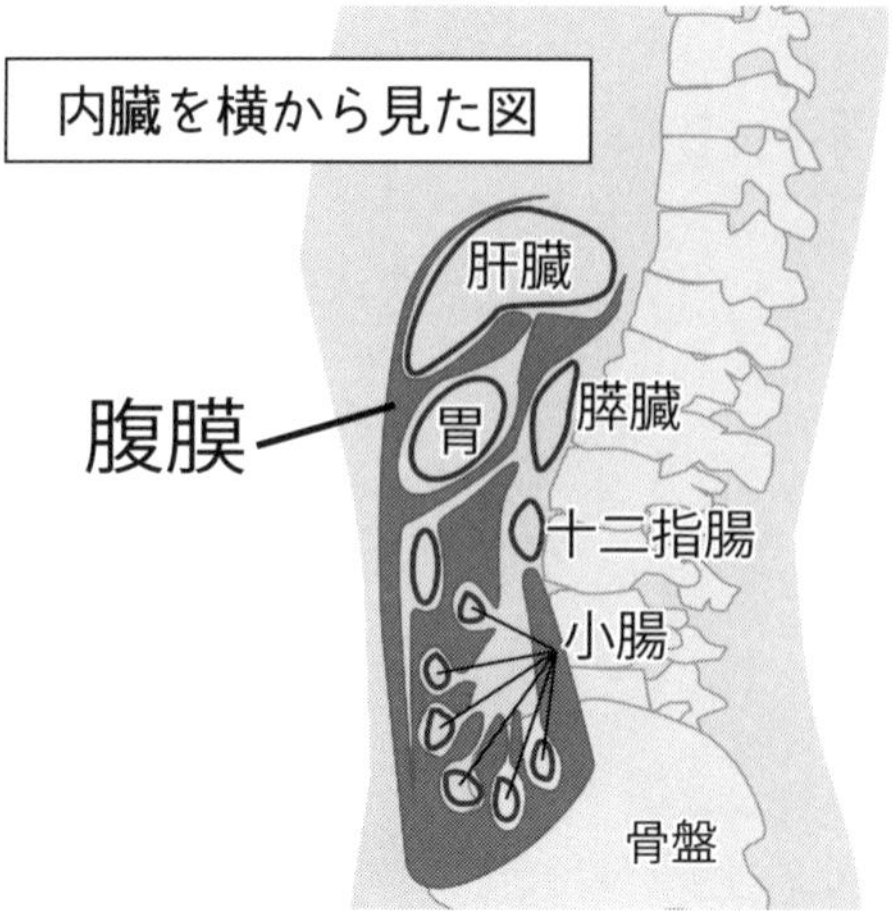

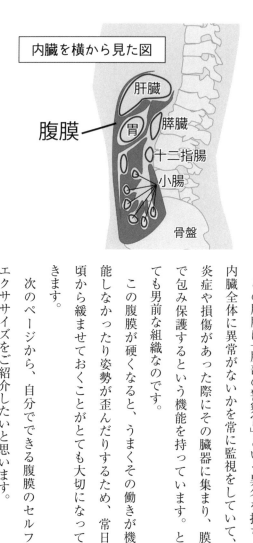

この腹膜は「腹部の警察官」という異名を持ち、内臓全体に異常がないかを常に監視をしていて、炎症や損傷があった際にその臓器に集まり、膜で包み保護するという機能を持っています。とても男前な組織なのです。

この腹膜が硬くなると、うまくその働きが機能しなかったり姿勢が歪んだりするため、常日頃から緩ませておくことがとても大切になってきます。

次のページから、自分でできる腹膜のセルフエクササイズをご紹介したいと思います。

うつ伏せ腹膜ストレッチ

①うつ伏せになり、両腕を斜め前につく

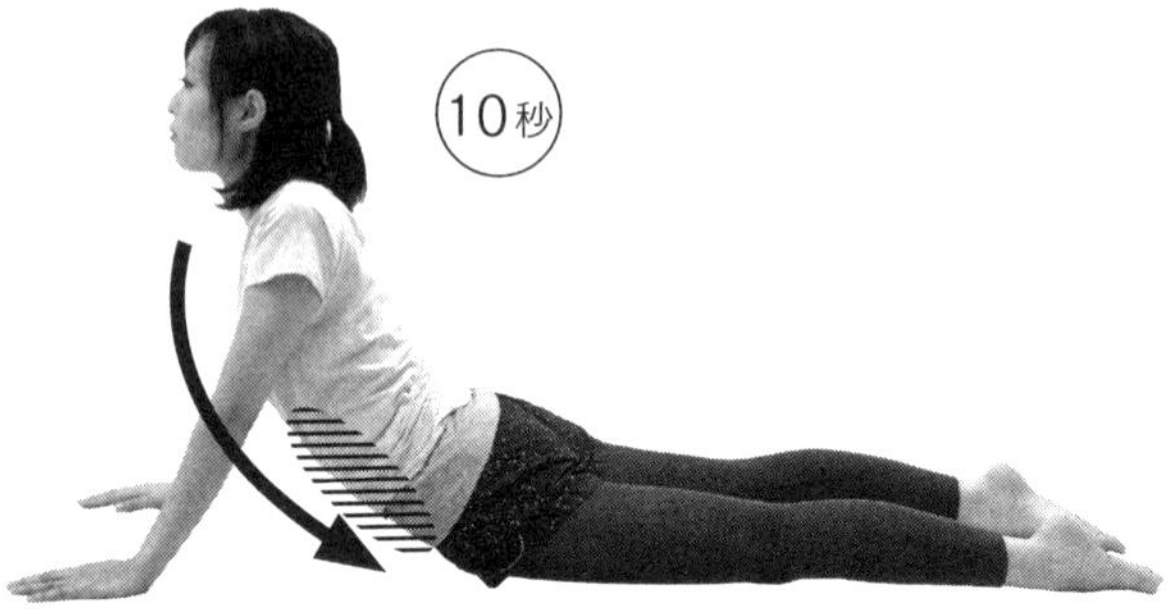

②背中を反りながら10秒ほどお腹の前をのばす。
ゆっくり姿勢を戻し、これを5回繰り返す

痛みが
出るほど
腰を反らさない
ように注意

腰痛で
この姿勢を
とれない場合は
P150の仰向け
ストレッチを

Point! 腰を反るより「お腹を突き出す」イメージで

Check!

腹膜のどちらか片方のみが硬くなっている可能性もあるので、
次のページのストレッチで確認してみましょう。

左右の腹膜ストレッチ

①右ページの姿勢から、左足はそのままに
右足を正座のように曲げて、左側のお腹の前をのばす

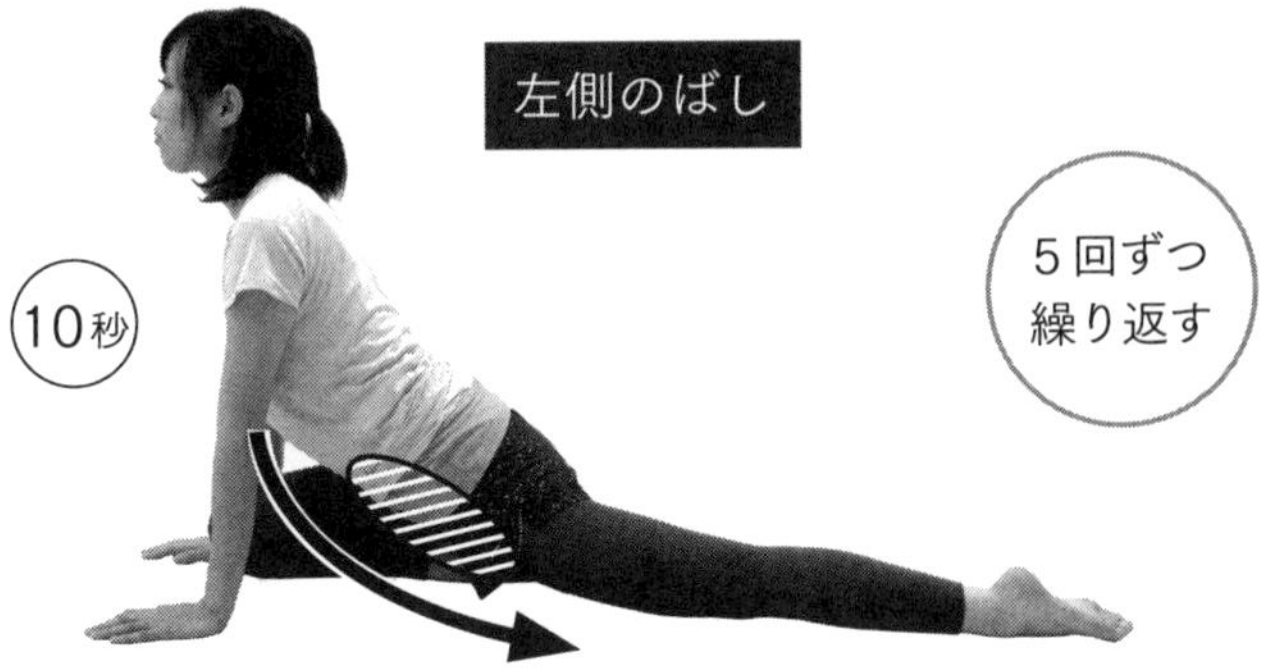
左側のばし
10秒
5回ずつ
繰り返す

②反対に、右足をのばして
左足を正座のように曲げ、右側のお腹の前をのばす

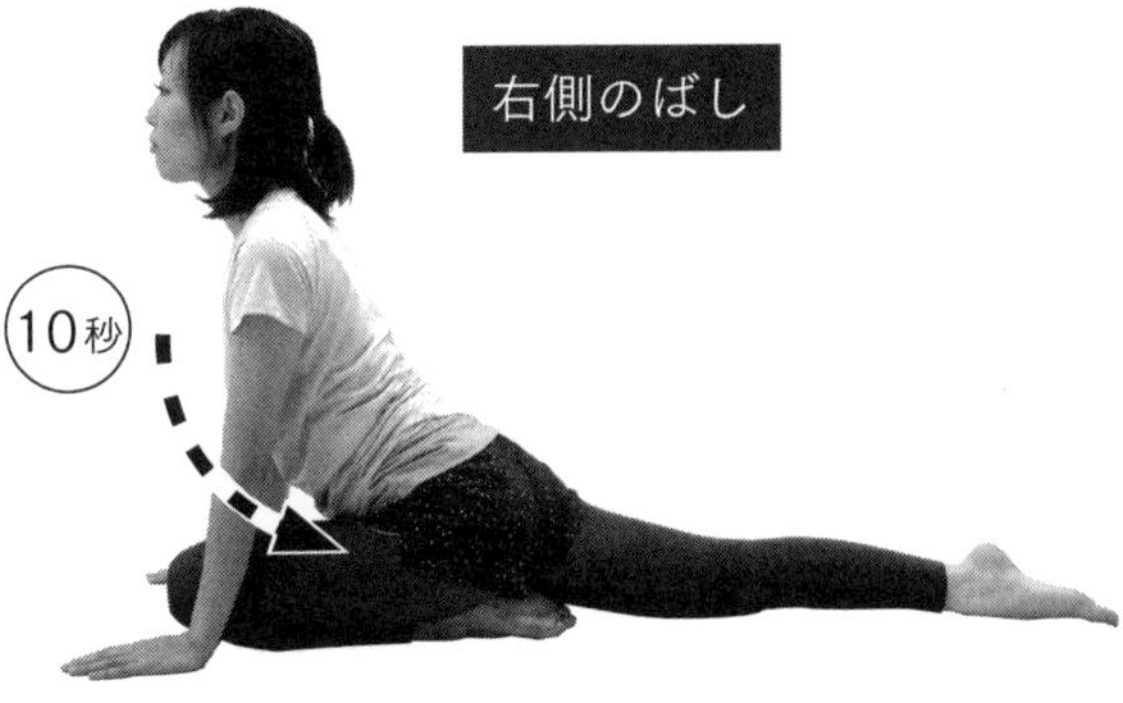
右側のばし
10秒

Point! のばしにくい方がある場合、
そちらが硬くなっている恐れがあります

仰向け腹膜ストレッチ

①仰向けになり、おへそを中心に両手を置く。
手を皮膚から離さず、そのまま時計回りに 90 秒回す

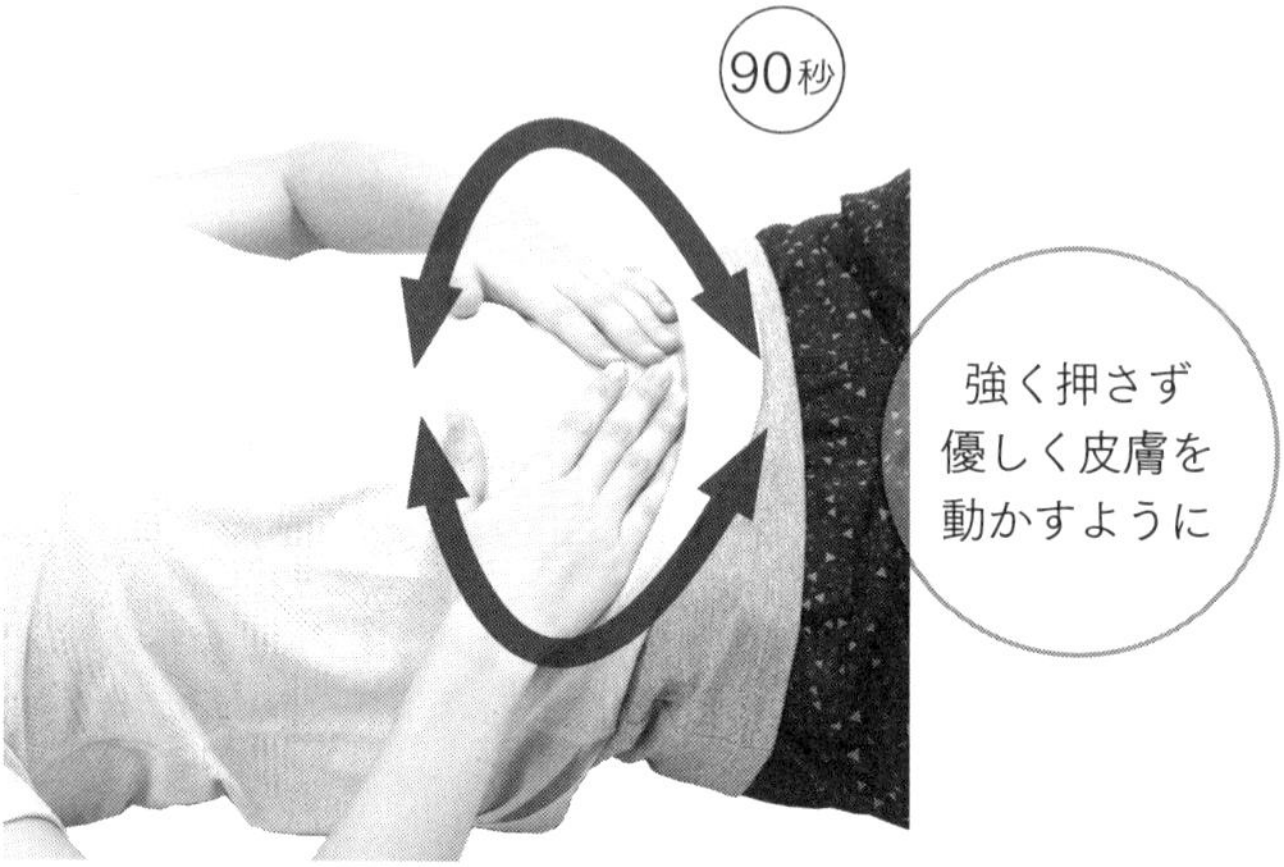
90秒
強く押さず
優しく皮膚を
動かすように

②反時計回りにも 90 秒回す

Point! 深呼吸をしながら行うと効果的です

Check!
内臓の調子を大きく司るのが腹膜です。
ぜひこの腹膜ストレッチを行って、内臓から自律神経を整えて
活力ある体にしていきましょう。

第４章

心を整える
セルフケア

本章では、自律神経を整えるための「心」の整え方を
ご紹介していきます。
心を整えるとは、「考え方」を整えるということ。
まずはあなたの現在の自律神経の状態をチェックして
考え方を変えるコツをつかんでみてください。

自律神経と心のチェック

心（ストレス）と体（姿勢）は自律神経と密接な関係にあるというのは、これまでに述べたとおりです。現在の心の状態がどのように自律神経に影響しているのか、それぞれのチェックシートで確認してみましょう。

自律神経は交感神経と副交感神経の両方とも高い状態が理想です。現在の状態を知ることが適切なセルフケアへの第一歩となります。自律神経が乱れていると判定された方も、本章の心のセルフケアと第2～3章でご紹介したストレッチをぜひご活用ください。

【チェックの仕方】

次の10個の質問に対して、4つの選択肢から現在の状態に最も近いものを選んでください。選択肢に書かれた「交＋1」「副＋2」の点数の通りに足していきます。交感神経と副交感神経のそれぞれの合計値で自律神経の状態をチェックします。

心のチェック

1 /10 ポジティブ思考か ネガティブ思考か？

いつも元気で心身ともにハツラツとしている
交+2 副+2

嫌なことがあっても我慢して進む
交+2 副+1

嫌なことがあっても気持ちを切り替えられる
交+1 副+2

漠然とした不安があり行動の意欲がわかない
交+0 副+0

2 /10 生存（健康）の欲求は？

（健康や身の安全について）

健康や身の安全に不安がなく充実している
交+2 副+2

健康や身の安全が脅かされイライラや気が滅入りがち
交+2 副+1

不安などは感じることもあるがさほど気にはしない
交+1 副+2

脅かされているが興味がなくやる気も出ない
交+0 副+0

3 /10 愛・所属の欲求は？

（家族・パートナー・友人との関係）

愛情を感じており心が満たされている
交+2 副+2

うまくいっていないと感じ不安やイライラがある
交+2 副+1

関係は良くも悪くもない
交+1 副+2

愛情を感じられず歩み寄る気にもなれない
交+0 副+0

4 /10 力の欲求は？

（仕事での達成感・やりがい）

仕事にやりがいを感じ仕事内容にも満足している
交+2 副+2

仕事に不安を感じやすいががむしゃらに取り組んでいる
交+2 副+1

仕事中よく眠気に襲われぼーっとしていることが多い
交+1 副+2

仕事へのやる気は特になく、身体も元気がない
交+0 副+0

心のチェック

5/10 自由の欲求は？（自分の意見や行動に制限があるか）

意見や行動を制限なく実行し大きな不満はない 交+2 副+2	意見や行動に制限がありストレスを感じる 交+2 副+1
意見はあるが行動に起こす気力がわかない 交+1 副+2	意見も行動も特になく現状のままでいいと思う 交+0 副+0

6/10 楽しみの欲求は？（物事への興味や関心）

様々なことに興味を抱き実行することで満足を得やすい 交+2 副+2	興味を持ち行動するがなんだかしっくりこない 交+2 副+1
興味や関心は少なく今あるもので満足している 交+1 副+2	興味や関心はなく、得ようとする活力も特にわかない 交+0 副+0

7/10 睡眠の状況は？

すぐに入眠でき朝もすっきり目覚める 交+2 副+2	寝つきが悪い 交+2 副+1
ぐっすり眠っても昼間眠くなることが多い 交+1 副+2	寝つきが悪く起きても疲れが抜けない 交+0 副+0

8/10 食欲は？

朝・昼・晩でお腹がすきおいしく食べられる 交+2 副+2	何かに集中しているとお腹がすかない 交+2 副+1
お腹がすぐにすく 交+1 副+2	食欲がわかない、または食べるのが止められない 交+0 副+0

心のチェック

9/10 食べ物の消化具合は？

食後に胃もたれはしない 交+2 副+2	よく胃もたれをし、便やオナラの臭いがきつい 交+2 副+1
食べてもすぐお腹がすき便通も良い 交+1 副+2	食後に胃が痛むことがある 交+0 副+0

10/10 体温は？

ポカポカしていて手足に冷えを感じない 交+2 副+2	温かくすれば冷えはないがそうでないと冷えやすい 交+2 副+1
冷えはないがポカポカして眠くなりやすい 交+1 副+2	手足が常に冷えており顔色も悪い 交+0 副+0

←結果は次のページへ

あなたの自律神経の状態は…

交感神経　14 点以上
副交感神経 14 点以上

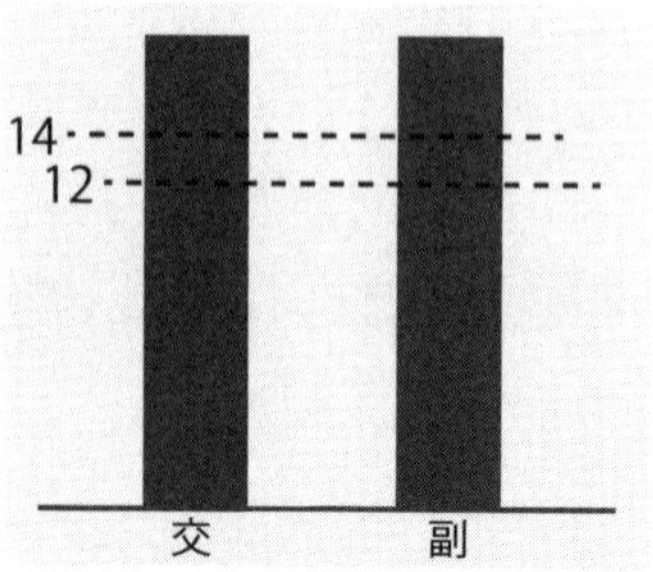

元気はつらつタイプ

一番いい状態です！

交感神経　14 点以上
副交感神経 12 点以下

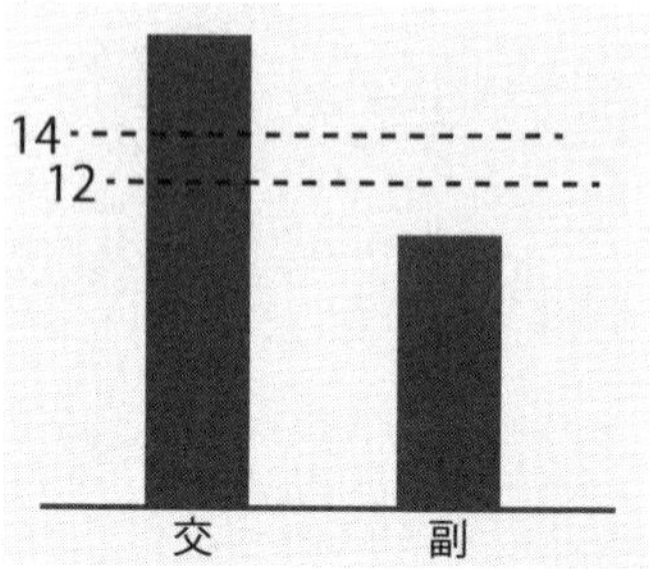

ストレスタイプ

ストレスを過敏に感じていませんか

交感神経　12 点以下
副交感神経 14 点以上

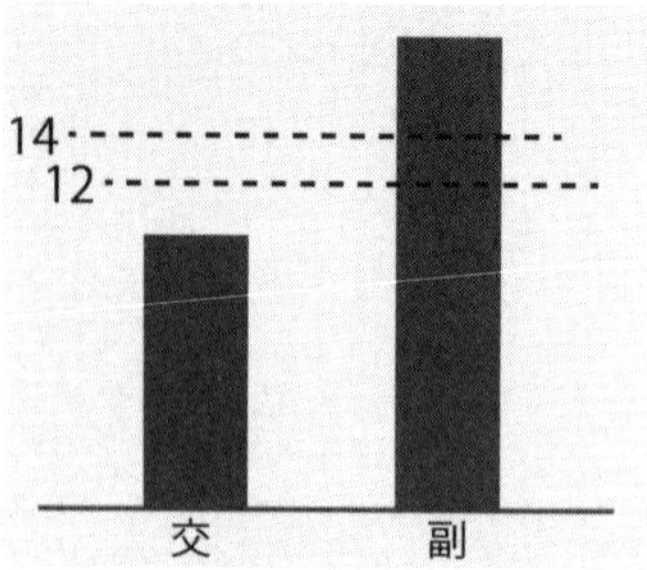

ゆったりタイプ

生活にハリを作るとさらに◎

交感神経　12 点以下
副交感神経 12 点以下

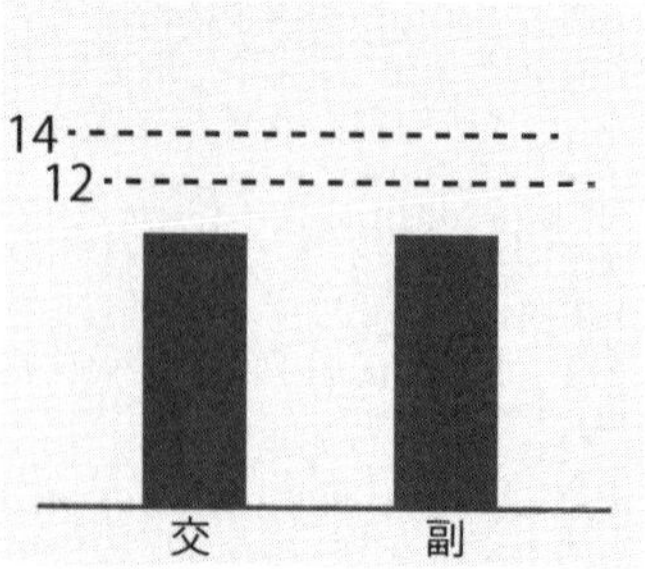

お疲れぐったりタイプ

身体と心の調子を整えていきましょう

考え方を変えれば自律神経は整う

ここからは、自律神経を整えるための「心」のセルフケアをご紹介していきます。

姿勢が悪くなると自律神経が乱れることはここまでにご説明してきたとおりですが、その自律神経に命令を出している一番の司令塔は脳です。脳がストレスを感じると自律神経が乱れる理由は、簡単に言うと「本能と理性のバランスが崩れる」ことが挙げられます。

本能的な行動や欲求、生理的な快・不快な反応を司っているのが脳内の「大脳辺縁系」という場所で、理性や倫理的な判断をする組織が「大脳新皮質」といいます。大脳新皮質は大脳辺縁系を覆うように脳の表面に位置するので、大脳辺縁系に影響を与えます。そして自律神経が腰を下ろしている視床下部は大脳辺縁系の真下に位置するので大脳辺縁系から影響を受けます。

日常で喜怒哀楽といった本能的な感情が生まれたときでも、多くの場合は理性が「泣くのはみっともない」「感情的になってはいけない」などと判断し行動を抑えます。すると感情が不自然に処理されるため、本能を司る大脳辺縁系と理性を司る大脳新皮質の間にギャッ

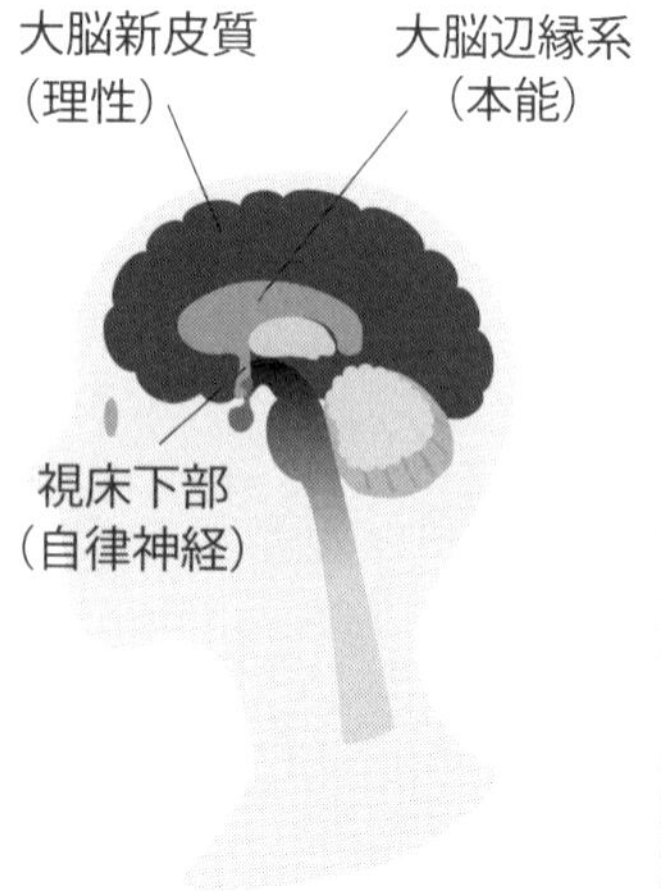

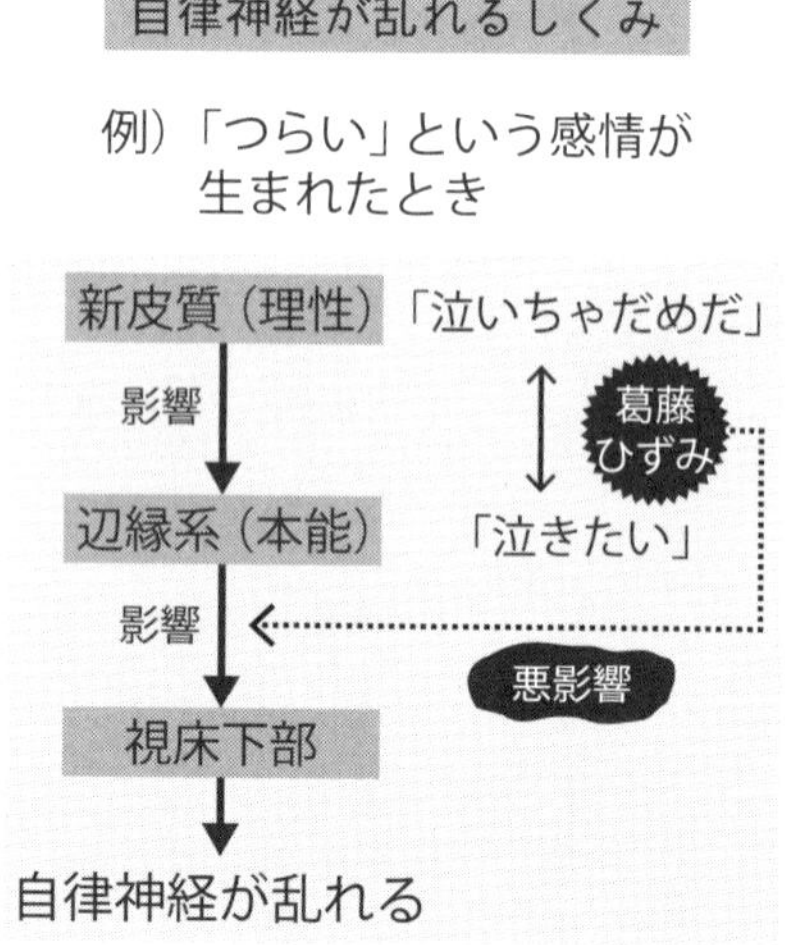

プが生じ、そのギャップは大脳辺縁系の真下にある自律神経の本拠地・視床下部に伝わることで視床下部は自律神経をうまくコントロールできなくなってしまうのです。

このように、理性と本能とのギャップが生まれると自律神経が乱れてしまいます。

反対に、「つらいときは泣けばいい」と言いますが、素直に感情が出せることは自律神経にとって良いことであると言えます。

しかし、社会生活を営むということは、本能のまま好き勝手に行動する訳にはいきません。誰しもがある程度のストレスを抱えて生きるというのは、社会生活の中ではある意味、本来あってしかるべき姿です。

つまり、問題となるのは「過度なストレスをどう軽減させていくか」ということです。それは「考え方」を変えるということです。

先ほども述べたようにストレスは「理性」と「本能」のギャップによって生じます。それを解決するためには、理性の幅を広げることや物事の捉え方を変えて判断に柔軟性を付けることが必要になってきます。そして仕上げとして一番重要なのが、「行動」に移すことです。物事のとらえ方を変えたうえで、それを行動に移すことができれば本当の意味で効果が生まれます。

例えば痩せたいのに本能のまま食べ続ければ、当然太ってしまいます。「食べたい」という本能と「痩せて綺麗になりたい」という理性的な考えがぶつかります。このままでは2つがぶつかって、ギャップに苦しむばかりです。

では、ここに「あの人に振り向いてもらいたい！」というポジティブな動機と、自分が本心でなりたい具体的な姿がイメージできればどうでしょうか。この作業が、考え方の幅を広げる行為です。それが「理性」を働かせることにつながります。

そして最後に実際に「行動」として食事制限や運動を行うことで、現実に体重が減ったり求めていた体型に近づき、つまるところ理想と現実が一致した状態になります。

「はじめに」で武道の世界における「心、技、体」という言葉を紹介しましたが、なぜスポーツや武道の世界でしきりにこれらが唱えられているのでしょうか。

「心」と「体」は自律神経を整えることで健全に保たれ、勝負の世界で重要な集中力やいわゆる「ゾーン」といったパフォーマンスに影響する大事な要素につながります。残りの「技」は自分の培ってきた技術を相手にぶつける手段（行動）と位置付けると、自律神経を整え心と体が良い状態になって実際の「行動」が伴うことで、自分の潜在的な本当の力を最高のパフォーマンスとして発揮できるということになります。

「考え方」を変えることが自律神経を整えることにつながると最初にお伝えしましたが、必ずその後に「行動」が伴わなければ一時的な心のゆとりを得るにすぎず、根本的な解決にはなりません。

自分の本能を理解する

「理性」と「本能」と「行動」の関係について述べましたが、まずは自分の中にある「本能」について確認しておきましょう。有名な本能には食欲、性欲、睡眠欲が挙げられますが、人間には遺伝子に組み込まれている5つの大きな欲求（本能）が存在します。

①**生存の欲求**…健康や身の安全、長生き、病気をしたくないといった体に関する欲求

②**愛、所属の欲求**…家族、友人、恋人、職場などに所属し、愛し愛される人間関係を保ちたいという欲求

③**力の欲求**…何事かを成し遂げることにより自分に価値があることを確認したいという欲求

④**自由の欲求**…束縛から離れ自立したいという欲求。多くの収入を得て経済的に豊かになりたいという欲求

⑤**楽しみの欲求**…義務感にとらわれることなく、自ら主体的に何かを行いたいという興味・関心・知的好奇心などに関する欲求

これは故ウイリアム・グラッサー博士が提唱する「選択理論心理学」の中で言われてい

るものです。この5つの欲求が満たされていればストレスなく「幸せ」と感じられる生活を送ることができます。

まずは自分の中で、どの欲求が強いか弱いかを客観的に見てみましょう。この欲求が強いから良いとか悪いとかいうことは問題ではありません。まず自分が現状と理想を比べて、どの欲求を満たした方が良いのか、どの欲求が足りていないのかを把握することが重要となります。

そして具体的にイメージすることが大事です。過去に経験して気持ち良かったこと、達成感を得たこと、感動したこと、愛に包まれて心が落ち着いていたこと。過去の体験からそれぞれ素晴らしい時間とイメージした情景があると思います。それらはあなたにとっての幸せだと感じる世界です。

これらの上質な経験が人間の行動の原動力となります。その快刺激が行動の判断基準となり、それを求めて無意識に人は選択して行動しています。自分にとって満たしてくれる人、物、状況、理想、価値観、哲学を思い返してください。

例）自分のことを心から思ってくれる恋人と一緒にいるだけで幸せ
好きな車に乗って海辺をドライブすることが幸せ

自分がリーダーシップを取り、仲間と協力して大きな挑戦に成功した時が幸せ

自分が幸福感に満たされる場面をできるだけ細かく想像してください。これらの本人にとって上質な世界観があなたの「本能」となります。よく妄想するという人は、これらがイメージできやすい傾向があるので素晴らしいと思います。

お気づきかもしれませんが、本章のはじめに行ったチェックシートの一部はこの5つの欲求が元になっています。

理性的考えを広げる

次は「理性」についてです。理性的な考えの幅を広げるには、結論から言うと「物事のプラスの解釈」と「良質な目標設定」を行うことが必要です。

例えば、友達とお昼ご飯を食べるのにどこに行くか悩んでいて「ラーメン屋に行こう。おいしいところ知っているからさ、僕についてきて」と言われたとき、「この人は決断力があって素晴らしいな」と思うか「この人は私の意見も聞かずに自己中心的だな」と思うかは人それぞれです。また、「雨が降っている」という事実に対して「嫌だな」と感じるか「い

つもと違う景色で気分転換になるな」と感じるかはその人次第です。

「雨が降っている」という事実は誰にも変えることができません。しかし現実で抱いている感情というのは自分でコントロールすることができます。この「事実と感情」の差をいかに「プラスの解釈」に置き換えられるかが鍵となります。

ストレスの約85%は人間関係によるものだとされています。人はそれぞれ価値観も違えば趣味・思考、物事の判断基準も違うのですから、自分の解釈をルールにすると相手の求めているものとギャップが生じるのは当たり前です。自分にとって良いものであれば脳はそれを快刺激と捉えますが、それが自分の意と反する内容であればストレスに置き換わってしまいます。

しかし人間関係とはそういうものであり、自分の思う通りにはいきません。変えられない外からの事実に対してどう捉えるかは、1人1人の思考の幅・理性の幅にゆだねられるのです。

「言っていることは分かるけど、そんな都合よく考え方を変えられないよ」という声も聞こえてきそうですが、ここでさらにポイントがあります。

それは「良質な目標設定」です。先ほどの本能から湧き出る5つの欲求で自分が思い浮かべてワクワクしたり、心からやりたい、欲しいと思える情景があったと思います。人間は自分が記憶している心地よいと思うイメージを再現することで心の安定を作る生き物なので、無意識にそのイメージに近づけるような行動選択を全てにおいて行っています。

例えば「部活動で雑務も含めてとてもきつい思いをしたけど、県大会で優勝した時の仲間との一体感や努力が報われた喜び」が本人の中で忘れられない感動体験として脳内に残っているとします。

すると、もし会社で「希望していない部署に異動になった」としても、「嫌だな」と思うよりも「よし、頑張ろう」という考え方が生まれます。

これは何故かというと部活動で得た感動が良い感情とともに、変えがたい良質な記憶として残っているからです。「県大会優勝＝会社の業績を伸ばす」「仲間との一体感と努力＝いろんな部署で同じ目標に向かって頑張っている同期」のように過去の快適欲求から良質な目標が生まれ、自分が嫌だなと思う事柄でも「雑務も含めたきつい思い＝希望していない部署」として目標のために必要な過程という認識が生まれ、前向きに立ち向かうという「物事のプラスの解釈」が行えます。

つまり、先ほどの5つの欲求で自分がこうなったら嬉しいなどの良質なイメージを思い浮かべて、それを叶えてくれる目標を据えればいいのです。良質な目標設定が無い状態で嫌なことや困難なことがあると「プラスの解釈」が行えずネガティブな思考に陥り自律神経も崩れてしまいます。

人は自分に余裕がないと他人には優しくできません。それと同時に、自分に愛情を持てていないと相手にも愛情を与えられません。全ての根幹は、自分の解釈で自分にゆとりや心の平安を保つことです。これは人間関係、スポーツ、ビジネス、勉強など、どの分野でも応用が利きます。自律神経が整っていると、集中力が高まり力の発揮が期待できます。

そして行動を変える

「本能」に対して「理性」の幅を広げた肯定的な解釈を行うことでストレスを感じにくくなりますが、そこで止まってしまうと効果的ではありません。

そこで行うのが実際の「行動」です。いくら考え方が変わったとしても、それだけでは何も変わりません。良質な目標設定を作り、それを成し遂げてこそ真の意味で「理性」と「本能」が一致しストレスが無い状態になります。その状態に近づけることが、良いストレスとの向き合い方と言えます。

心を整えるポイント

章のはじめに行った自律神経チェックシートと照らし合わせてみましょう。どのタイプでも効果が出るような「選択理論心理学」を基にしたメソッドとなっています。

①元気はつらつタイプ

交感神経、副交感神経の活動が両方高い「元気はつらつタイプ」の方も、自律神経の整え方を知ることで集中力や潜在能力の引き上げなどスポーツや仕事でのパフォーマンス向上が見込めます。

②ストレスタイプ

交感神経優位の「ストレスタイプ」では、日々の生活においてストレスに対し過敏になっている可能性があります。物事の捉え方を工夫することで改善できます。

③ゆったりタイプ

副交感神経優位の「ゆったりタイプ」では、明確な目標を作ることで生活に張りが生まれ、副交感神経が高い状態を保ちながらより心も体も軽くなります。

④お疲れぐったりタイプ

交感神経も副交感神経も低い「お疲れぐったりタイプ」では、やる気と行動が停滞しがちな生活に活力が湧き、心身に現れるぐったりした症状の改善に役立ちます。

「心」の整え方、すなわち「物事を肯定的に捉える考え方」を手に入れるために、次のページから6つのチャートに取り組んでいきましょう。これは脳科学や心理学に裏付けされた行動変容の順番になりますので、必ず順番通りに取り組んでみてください。ご自身の現在の「心」に触れるワークを解説を交えながらご紹介していきますので、その内容をご理解いただきながら1歩ずつ進めていきましょう。

「物事を肯定的に捉える考え方」チャート

①自分の大切にしている価値観を知る
②自分の価値観を基にして、人生で得たい目標設定をする
③欲求を満たすにあたり、ストレスと感じている現実の問題、困難を探る
④目標と現実とのギャップを肯定的に捉え、解決策を見出す
⑤解決策のために最初に行える小さな一歩を踏み出す
⑥行動を継続する

①自分の大切にしている価値観を知る

「物事を肯定的に捉える」ために最初にまず取り組んでいただくことは、「自分の大切にしている価値観は何か」を明確にすることです。

物事を判断する際に、自分の価値観がはっきりしていると何が大事で何が大事でないかという自分の内的な基準が分かるため、物事を選択する際の行動指針となります。

例えば価値観に「ワクワクすること」とあれば物事を選択する際にワクワクするかで判断すればいいですし、「堅実」があればワクワクすることよりも手堅く安全なことかどうかを判断基準にすればいいという行動の指針になります。

この価値観をはっきりさせることのメリットはもう1つあって、それは「他者にも同じように価値観の基準がある」ことを認識するためです。人間関係のすれ違いは、価値観のすれ違いが原因になることが多いです。あなたが話し合いをまとめるために会話を引っ張っていったときに「頼もしい」と思われるか「わがままだ」と思われるかという違いは、自分が相手の価値観を満たす存在でなければ、同じ行動でも逆効果になるということです。

人間関係でストレスを抱えている方は、まずその相手の価値観が何なのかを考えてみてはいかがでしょうか。

しかし、誰にでも相手の顔色を窺っていれば良いかと言えばそれは「ノー」です。それは表面的には大きな支障が無く見えますが、本人にとってはどこか無理をしてモヤモヤする感情があると思います。自律神経で言うと「本能」と「理性」にギャップが生じ乱れている状態です。

ただ相手に合わせるのではなく「1人1人違う考え方を持っていて生き方は人それぞれだから色んな解釈での物事の考え方があるよね」という発想を持ち、相手の価値観を理解したうえでの提案、つまり「物事を肯定的に捉える考え方」に繋げましょう。

そして、相手との人間関係を良好に保つうえで大前提で必要なのが「自分の心を満たす」ことです。自分だけ満たされればいいという考えはご法度ですが、自分に余裕がない状態では周りとの調和は取れません。結果として、まず自分を守る為に我が出てしまい相手と衝突してストレスになります。

まずは自分の価値観が何かを知り、それを満たしてあげましょう。すると心の余裕が生まれ、現実で起こる頭を抱える出来事には「物事を肯定的に捉える」ことでプラスの思考をご自身で選択できるようになります。

【ワーク①】あなたが人生で大切にしているキーワード

次の言葉の中から、「自分が人生の中で何を求めているのか」、「自分が最も大切にしている事は何か」、「自分が行動するのはどんな感情からか」と考えて、直感でピンとくるものを5つあげましょう。

該当するものが無ければご自身で作っても構いません。

愛	尊敬	受容
思いやり	努力	健やか
感謝	平和	パートナー
ユニークさ	奉仕	誇り
自信	ワクワク	勇気
リーダーシップ	成果	健康
健全	正義	仕事
向上心	成長	仲間
最善	エキスパート	ポジティブ
正直	お金	行動
リスクヘッジ	幸福感	ドキドキ
実践	完全	冷静
信仰	勤勉	イノベーション
真剣	謙虚	自立
信用	自由	好奇心
チャレンジ	冒険	寛大
効率	オリジナル	
責任感	創造	そのほか（自由に）

例）①愛　②向上心　③責任感　④ワクワク　⑤健全

※例）は６つのワークを通じて同じ人物を想定していますので、回答の参考にしてみてください。

②自分の価値観を基にして、人生で得たい目標設定をする

続いて、①で選んだ価値観を基にして人間に生まれつき備わっている5つの欲求を具体的に出し、それに対して目標設定を行ってみたいと思います。

5つの欲求とは「生存」「愛・所属」「力」「自由」「楽しみ」から構成されています。これらが「こんなふうになったら心が満たされる」という状態を思い描いてみてください。囲まれていたい人、欲しい物、得たい収入、貯蓄、理想の人間性、価値観、哲学などを指します。

この5つの欲求を考えるときに、心の制限はかけないでください。挙げる個数も何個でも構いませんし、できるだけその情景を具体的に思い浮かべ、具体的な数字や心が躍るワクワクする理想、安心が得られる状況を書き出してみましょう。

このワークではいかに自分の価値観に沿った心から湧き出る動機を、目標に据えられるかが重要です。何か行動をしようとした時に、他人に言われたことや仕方なくやっていることは長続きしにくいからです。思い描いた情景が自分の価値観に沿っているかを重視してください。

ある研究結果では「短期的な外からの報酬は即時的な効果としては一定の効果を得られるが、長期的な継続効果としては、個々人の置かれている状況や以前の短期的な報酬より高い報酬でなければ同効果の差が生じたり、効果が認められない」といったものがあります。

これら外からの報酬、つまり他人から与えられた、言われた刺激では一時の「テンション」が高ぶるだけで短期的には良いですが長期的には続きません。

そうではなく、行動の指針となる価値観をベースに5つの欲求がどのように満たされると幸せか、に向き合うことが重要です。それらは人生で得たい良質な目標設定であり、内から湧き出る「モチベーション」になるので目標達成しやすく、その結果ストレスも軽減します。

5つの欲求の具体例を次に示しますので、みなさんもお手元にメモをご用意して書き出してみてください。

【ワーク②】5つの欲求と人生で得たい目標設定

生存の欲求

健康や身の安全、長生きの願い、病気をしたくないといった体に関する欲求

例）私は60歳まで趣味であるマラソンを走れる体力を持ち、80歳まで人間ドックでも問題なく心も体も健やかにいる。

愛・所属の欲求

家族、友人、会社などに所属し、愛し愛される人間関係を保ちたいという欲求

例）妻、娘、息子、ペットの犬といつも笑顔にあふれて思いやりのある関係を自然と作る。仕事でも会社と部下の事を考え、理想の上司として社内で慕われる存在になる。

力の欲求

何かを成し遂げることにより、自分に価値があることを確認したいという欲求

例）職場での役職試験に社内で一番若くクリアし責任のある仕事に就き、更に仕事をこなしたい。

自由の欲求

束縛から離れ、自立したいという欲求。
多くの収入を得て経済的に豊かな人生を送りたいという欲求

例）趣味でもあり自信のある英会話を活かして週末で個人授業の塾を開き、年収プラス200万を目指す。

楽しみの欲求

義務感にとらわれることなく、自ら主体的に何かを行いたいという興味・関心・知的好奇心などに関する欲求

例）家族と一緒に年1回、ヨーロッパに行く。その際は観光地ではなくガイドブックに載っていないような街をレンタカーで旅をする。

③欲求を満たすにあたり、ストレスと感じている現実の問題、困難を探る

ここまでで、自分の大切にしたい価値観と、それに沿った人生の目標設定まで行い、ご自身の理想の思いを描きました。

とはいえ、実際のところ現実社会は全てが全て思い通りにいくものでもありませんし、理想を思い描き現実のものにするにはそれ相応のアクションが必要です。それは偶発的なものではなく、現実的に考えたご自身の行動によりもたらされます。

理想の目標と現実社会ではその思い描く内容に当然差が出ます。そこに差がないというのであれば、それは目標ではなく夢がかなっている状態です。

様々なことが起こり毎日状況が変わっていくのが日常で、ストレスの原因は「本能」と「理性」のギャップです。ここでは現状で実際、何がストレスと感じているかを挙げていただき、その問題点や困難は何なのかを洗い出してみます。

この問題点が見えてくれれば後は、人生で得たい目標（本能）に対して「物事の肯定的な解釈」（理性）をすることでその目標に近づき、ストレスのない生活を送れます。

まずはご自身の現在抱えている現実の問題を見つめてみましょう。

【ワーク③】人生目標に対する現実の問題点は？

生存の欲求

例）付き合いで、好きでもないのについお酒を飲んでしまい、肝臓の数値が悪い。

愛・所属の欲求

例）上司の物言いを上から目線に感じてしまい、素直に指摘を受け入れられない。

力の欲求

例）昇進試験に必要な営業成績があと1.5倍必要で、自分の弱みと向き合うのが億劫。

自由の欲求

例）英会話教室の店舗代金が家計を圧迫してしまうので、現状では踏み切れない。

楽しみの欲求

例）現状ではヨーロッパ旅行に必要な休みがシフトの関係で確保できない。

④目標と現実とのギャップを肯定的に捉え、解決策を見出す

人生で得たい目標と、それを阻害している現実の問題、困難が何かを考えていただきました。続いては目標達成のための解決策を考えていきます。

ここで1つの話をシェアさせてください。私は日々、理学療法士として患者さんと接するなかで、下は5歳から上は100歳まで幅広い年齢層の方と話をする機会があります。患者さんは基本的には体の痛みや不調があり、それらが生活を送るうえで支障をきたしているという状態ですので、筋肉の柔軟性やバランス、動きの癖などを検査し何故その訴えが出るのかを考えて、運動や手を用いた体の調整を行うことで症状を改善させていきます。

そんな中で私は、治療前に必ずたっぷりと時間をかけて問診を行います。それは症状に対してももちろんですが、私はその人の仕草や話し方、目線のそらし方、話し方のスピード感、会話のキャッチボールでの抑揚や感情が高まるポイントを見ます。

これは①で挙げた、その人が持つ快適だと思う価値観が何かを理解するために行っています。「はじめに」でご紹介した「プラセボ」は偽薬を飲むという安心感からその効果が表れますが、価値観を満たしてあげることはそれに近い状態と言えます。治療をするにあたり、

まず対象者の価値観や距離感、何よりこの人なら信頼できるという安心感を抱いてもらうことが重要です。

問診の中で「今困っていること」「それが日常生活で支障をきたすこと」「そのせいでどんな感情になるのか」「問題が解決するとどのような気持ちになるのか」を共有し問題解決の糸口を提示して、そのうえで治療でその効果を実感してもらうことで「今の困っている症状は良くなるんだ」という内的な気づきを促しています。

人間は1人1人の個性があり全く同じ考えや価値観の人はいません。人それぞれで様々な解釈が生まれるのは、自らその思考を選択しているのに他ならないのです。

つまり常にストレスを抱えていたり、無気力状態で日々の生活にハリがないという状況、もしくはいつも活力に溢れて日々充実しているという状況というのは、自らが無意識のうちに選択した思考が生んだ結果という可能性があります。

今ある「事実」に対してどのように「物事を肯定的に捉える」解釈ができるかで、その発想は全く違うものになります。

そしてこの「物事を肯定的に捉える」には②であげた心の内から湧き出る人生で得たい

目標に視点をフォーカスすることが必要です。

「事実」として、日常で起こる困難なことや気が進まないことは山ほどあります。そこから逃げてしまうのは簡単です。ですが、上質な目標を頭の中でイメージして価値観を満たしてあげることで、億劫に思ってしまう解決策も「肯定的に」考えて行動をとりましょう。

【ワーク④】現実の問題点・ストレスに対する解決策は？

生存の欲求

例）付き合いには参加したいので場所をレストランなどにし、各々自由にお酒を頼めるようにしよう。肝臓の為にも自分はヘルシーな料理を頼もう。

愛・所属の欲求

例）自分の事を思い指摘してくれているのは分かるが、自分が上司になったら反面教師としてこのような伝え方はしないようにしよう。そう思うと勉強になる。

力の欲求

例）営業成績を伸ばすためもそうだし、家族や友人と良い人間関係にもなれるので、自分の弱みである相槌や共感をもっと意識してみよう。

自由の欲求

例）『力の欲求』を満たして収入を上げよう。

楽しみの欲求

例）『力の欲求』を満たして役職が上がり、周囲の理解を得られるような人間関係を作ることでシフト調整の交渉がしやすい立場になろう。

⑤解決策のために最初に行える小さな一歩を踏み出す

人生で得たい目標とそれを阻害している現実の問題、そしてそれに対する肯定的な解決策を考えていただきました。

後はそれを行動に移すことです。まずは、小さな一歩で構わないのでとにかく行動に移しましょう。いきなり目標を達成しようとしてもまず難しいでしょう。それができるのなら、すでに満ち足りた状況であると言えます。目標を達成するには大きなゴールを据えて、その為にまず何を行うのが行動として効率的な選択かという小さなゴールをたてて、そのために今できる最初の一歩を踏み出します。

例えば、「3年後には子供も大きくなるし新しく車が欲しいな」という最終的なゴールがあるならば、現在の貯金を考えて「毎月5万円貯める」という段階的な目標を決め、その為に「付き合いで行っている飲み会を減らそう」という行動ができます。

このように④のワークで出た解決策に対しての行動となる小さなはじめの一歩を考えてそれを実践してみましょう。

【ワーク⑤】解決に向けての最初の第一歩は？

生存の欲求

例）お店選びを率先して行い、肝臓にもいいヘルシーなものを扱っている店を探す。

愛・所属の欲求

例）部下に指摘をする際に、上からではなく、まずは理由を傾聴する。

力の欲求

例）失敗が続いている取引先に相槌と共感を交えて会話をしてみる。

自由の欲求

例）何件成約するかをリストアップして、その為に必要な件数の営業を計算する。

楽しみの欲求

例）信頼関係を得ている上司はどのような行動や態度をとっているのかを観察してみる。

⑥行動を継続する

行動を継続し習慣化することは、努力によって身につく才能と言われています。そこには強い内的動機づけもそうですし、毎日の反復を繰り返すことが効果的です。脳科学の観点からはまず3週間継続し、次に3カ月を目途に行動を継続していきます。

しかし「3日坊主」という言葉があるように、人間は快楽や簡単な方へどうしても引っ張られてしまう生き物であり、継続するのはそう簡単ではありません。

行動を継続するポイントは、「目標へのワクワクする強いイメージを持つこと」と、「自分を褒めてあげること」です。

行動が継続できない理由は忙しさであったり怠け心であったりするのですが、先ほど述べた内的動機づけがありありとイメージできれば、心がワクワクするというプラスの感情が生まれます。それが、楽な方へ逃げてしまう思考を思いとどまらせる「この行動は本当に目標に役に立つのか？」という思考となり、継続の力になります。

もちろん自分の心が休まる楽しいことをしたり、ぼーっとして体を休めたりすることは大いに結構です。しかし、それが計画性のある休息ではなく単なる逃避にならないように気を付けてください。

また、目標に対して行動が伴わないことそのものがストレスになることもあるでしょう。そのときは自分の行動を客観的に振り返り、できなかったことに対してフォーカスするのではなく、自分ができている小さなことに目を向けてその行動が自分の求める姿に近づいているのだと褒めてあげてください。そして少しずつでいいので継続させてください。

人間は褒められたり、承認され満たされるとセロトニンが分泌され幸せな気分になります。努力していることに対して「自分えらい！」と言ってしまっていいのです。幸せな気分になることで行動変容が起き、活力として脳にインプットされます。

「しまったな」と思う出来事が起きても「肯定的な物事の解釈」の力を使って健やかな心でいることを心がけてみましょう。

第５章

自律神経症状別 セルフケア

自律神経の乱れによって生じる様々な症状に対して、
その特徴と効果的なセルフケアをご紹介します。
症状が軽い人でも、ここでしっかりケアを行うことが
その後の病への進行を防ぐ一番の対策となります。
まずここだけでも読んでいただき
セルフケアに取り組んでいただければと思います。

慢性的な肩コリ、首コリ

入浴
(→P130)
呼吸
(→P99)
睡眠
歩き方
内臓
(→P143)
食事

【自律神経の状態】交感神経が過敏

【具体的な原因】筋肉の循環不全・姿勢の悪さ・緊張する場面が多い・寒さ・気分の沈み

【重点的に対処すべき部位】胸椎の2～7番（腰痛もあれば腰椎5番と仙骨1番）

【解説】もともとの姿勢の悪さや、猫背に繋がる精神的な要素に起因して体の「コリ」になってしまいます。また、緊張する場面では交感神経優位となり、寒さでは外気温の低下により筋肉が熱を発生させ、体温を維持させるために交感神経を働かせます。寒さに加え交感神経の働きにより筋肉が硬直し「コリ」の原因になります。

次のページから紹介するストレッチや、「呼吸」で緊張をほぐす、「入浴」「内臓」のアプローチで冷えを解消するなどで対処していきましょう。

肩甲骨の上げ下げ

①椅子に自然体で座り、
両肩をすくめるように上げ、ストンと落とす

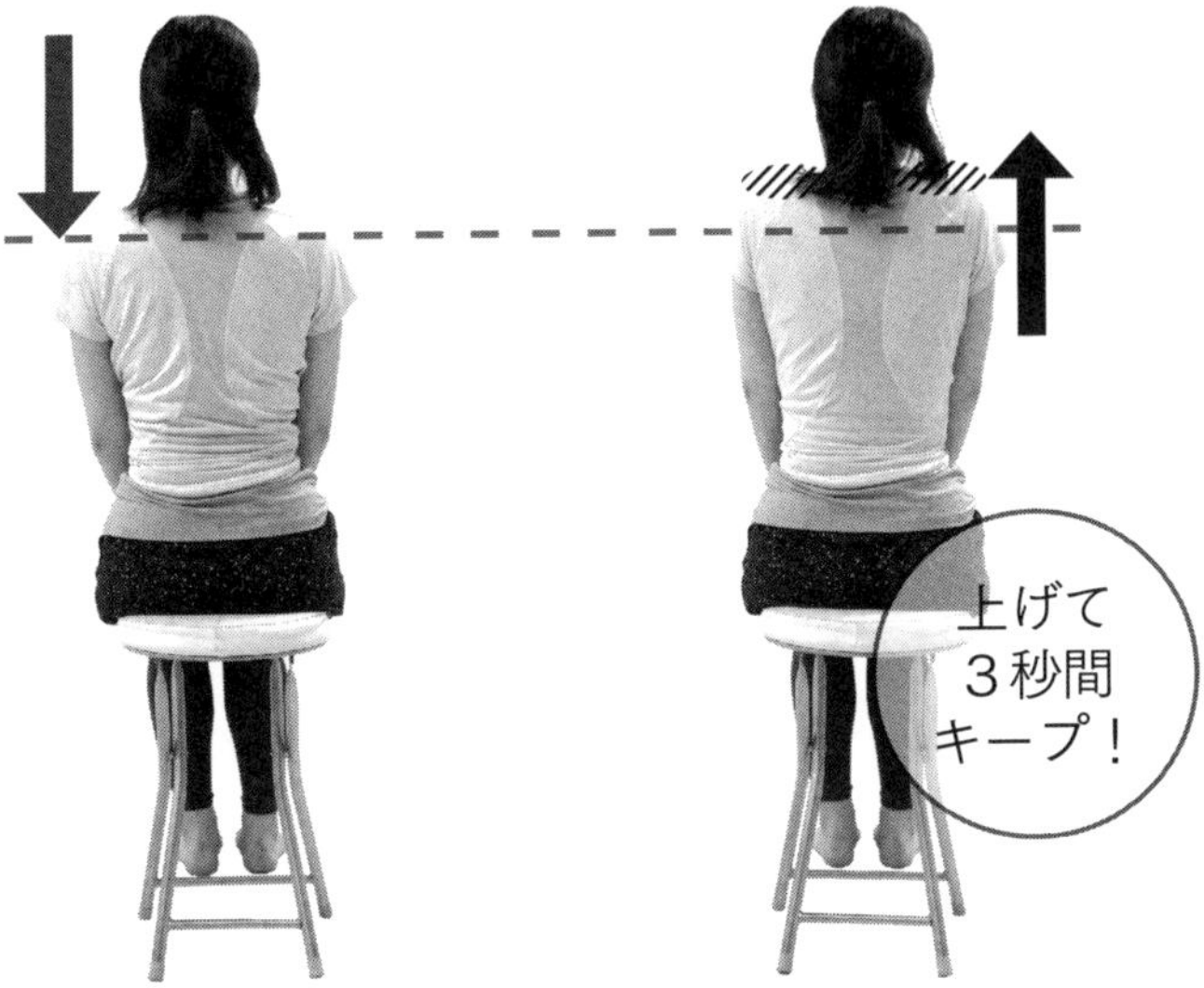

②これを5回繰り返す

Point! 肩の上側の筋肉が硬くなるのを意識しましょう

広背筋ストレッチ（立位）

①ストレッチする方の腕を壁に沿わせて斜め45度に上げる

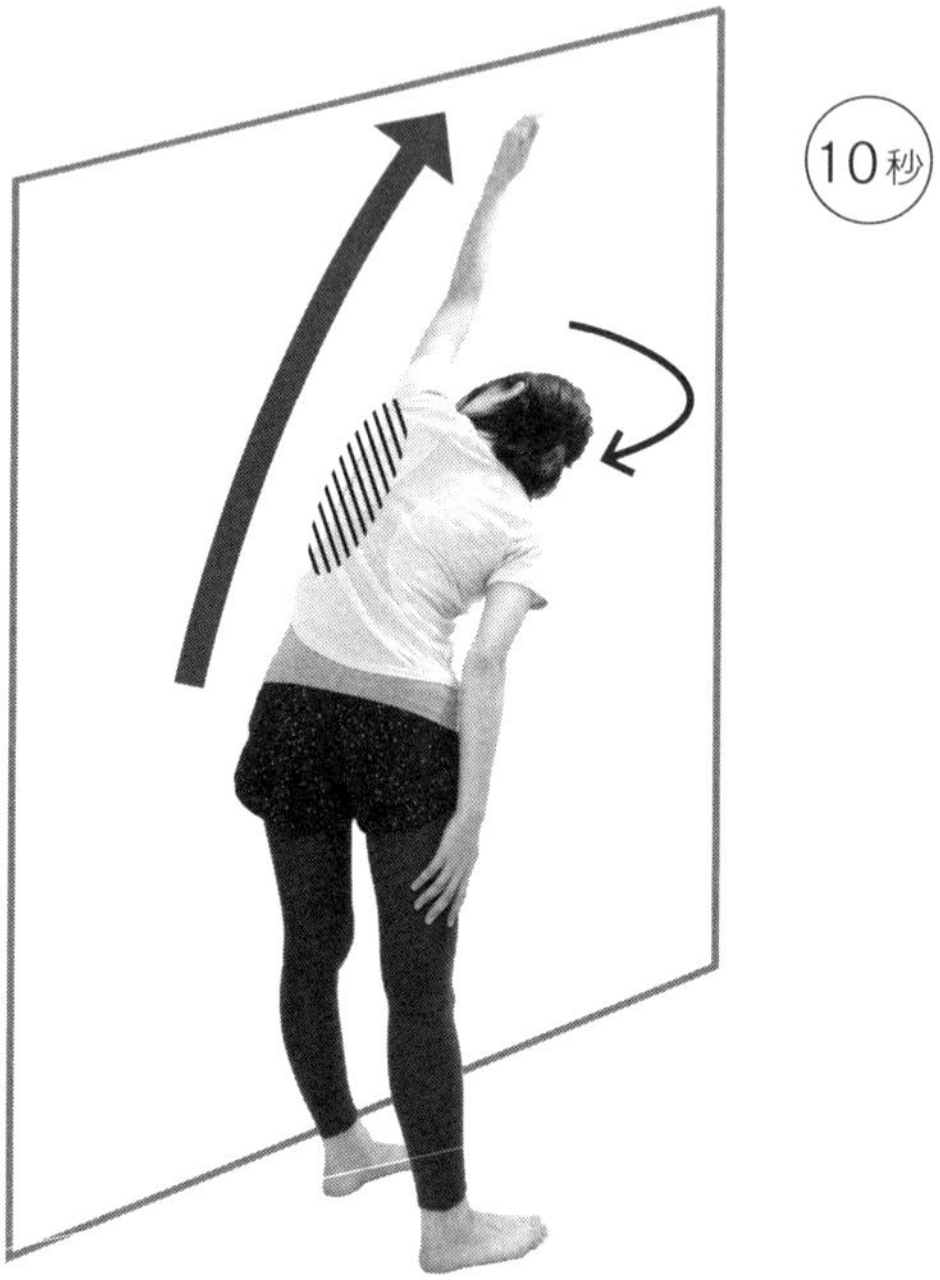

②上げた側の肩・肘をのばしたまま、
わきの下をのぞき込むようにして10秒ほどのばす。
反対側も同様に行う

Point!　わきの下がのびる感覚が得られればＯＫ

広背筋ストレッチ（床）

①四つん這いになり、両手両足を肩幅よりやや広めに置く。
のばしたい方の手を反対の手の下に重ねる

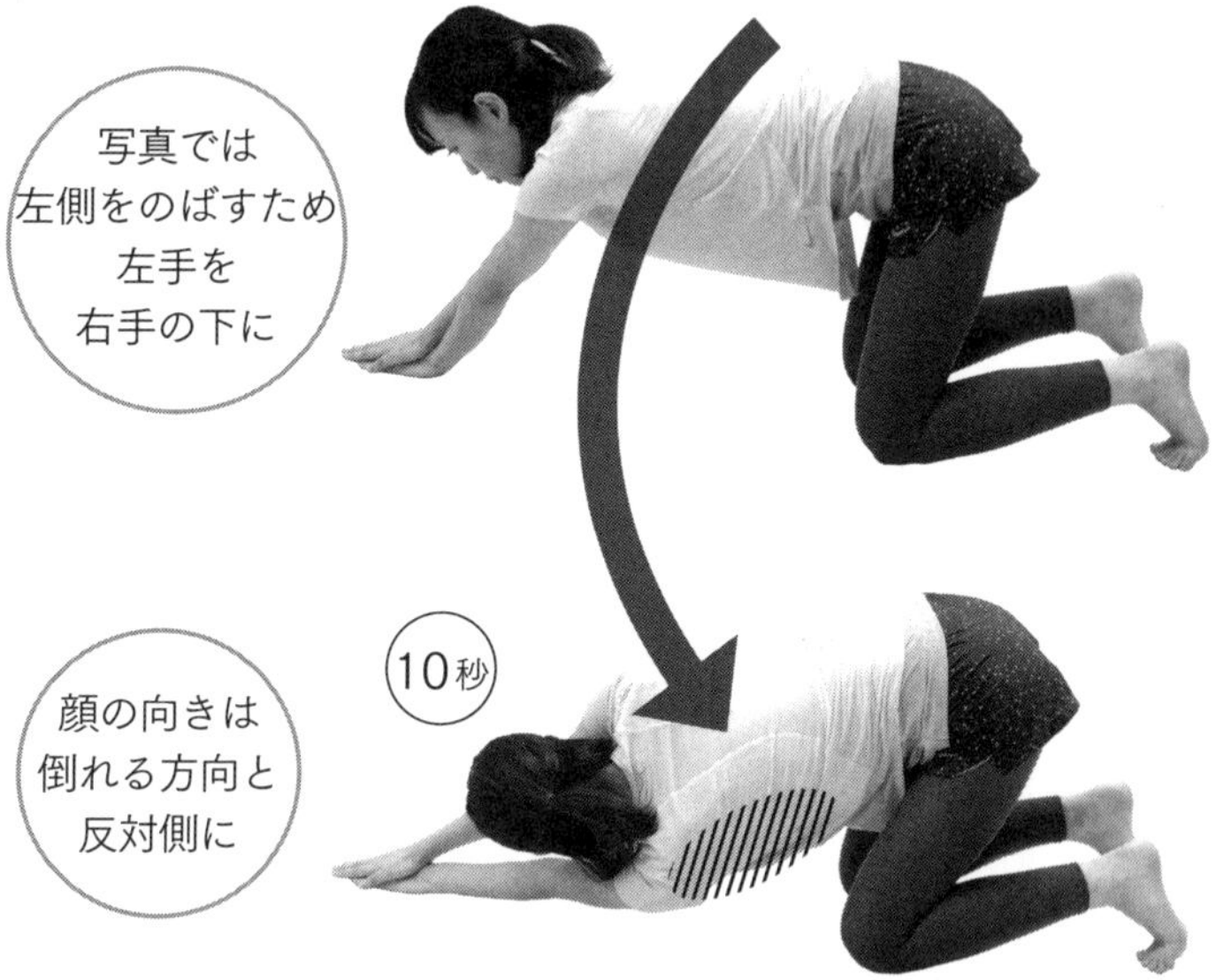
写真では
左側をのばすため
左手を
右手の下に
10秒
顔の向きは
倒れる方向と
反対側に

②両肘をのばしたまま、のばしたい側の肩を
床につけるように倒れる。そのまま10秒ほどキープ

Point!　わきの下がのびる感覚が得られればOK

プラスα　首のストレッチ（→P74）も効果的です

疲れが抜けにくい、疲れやすい

入浴　呼吸

睡眠 （→P133）　歩き方

内臓 （→P143）　食事 （→P123）

【自律神経の状態】交感神経が過敏

【具体的な原因】内臓の働きの低下、睡眠不足

【重点的に対処すべき部位】内臓、内臓付近の筋肉

【解説】人間が生活していく中で何に大半のエネルギーを使っているかというと、食べ物を胃や腸で消化をする消化活動です。消化は食後の働きですが、消化に関わる「内臓」は24時間、全身を整えるために栄養素を貯蓄、分解、排泄など様々な働きをしてくれています。

しかし、交感神経が働きすぎると内臓の機能は低下してしまい消化を行うのに余計なエネルギーを要した結果、「常に疲れる、何だかだるい」といった症状が出てしまうのです。交感神経が優位になると便秘やむくみ、胃もたれなど各種症状にも繋がる恐れがあります。

消化されにくい「食事」も内臓機能の低下、余分なエネルギーの消費の原因となります。そして、1日の疲れをとるには良質な「睡眠」が必要で、そのためには寝る前に内臓が消化活動を終えていることが求められます。疲れ対策は「内臓」「食事」「睡眠」を意識しましょう。

【内臓に働きかけるストレッチ】

腹膜ストレッチ

①仰向けになり、おへそを中心に両手を置く。
手を皮膚から離さず、そのまま時計回りに 90 秒回す

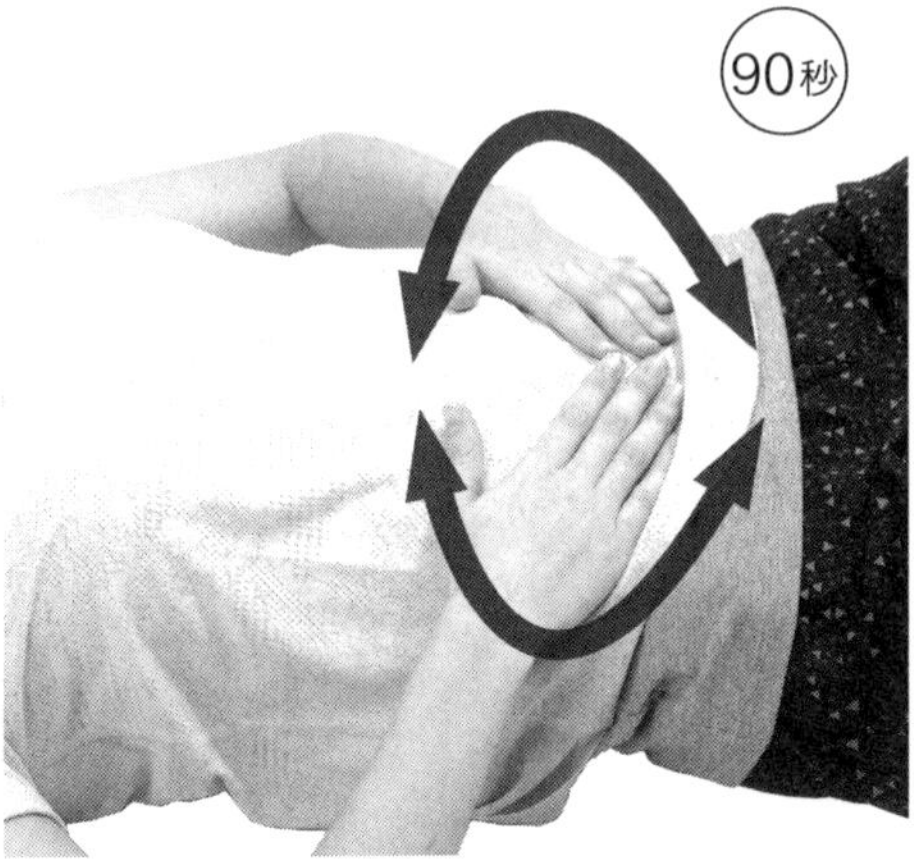

②反時計回りにも 90 秒回す

強く押さず
優しく皮膚を
動かすように

Point! 深呼吸をしながら行うと効果的です

【内臓に働きかけるストレッチ】

胸椎ひねりストレッチ

（⇒座って行うバージョンはP81）

①右腕が下になるように横向きに寝る。
両ひざ、両股関節を90度に曲げて、
右手で下半身が動かないように膝をおさえる

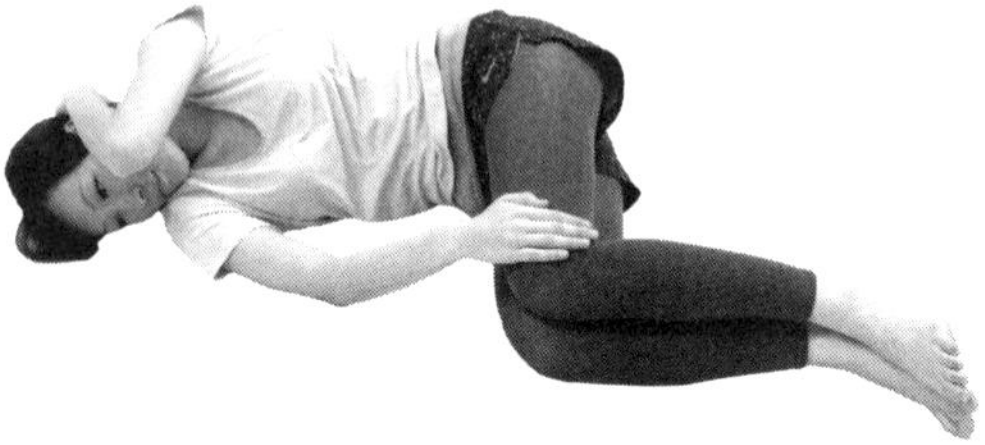

②左手で頭の後ろを触り、
息を吐きながら上半身を開くようにひねる

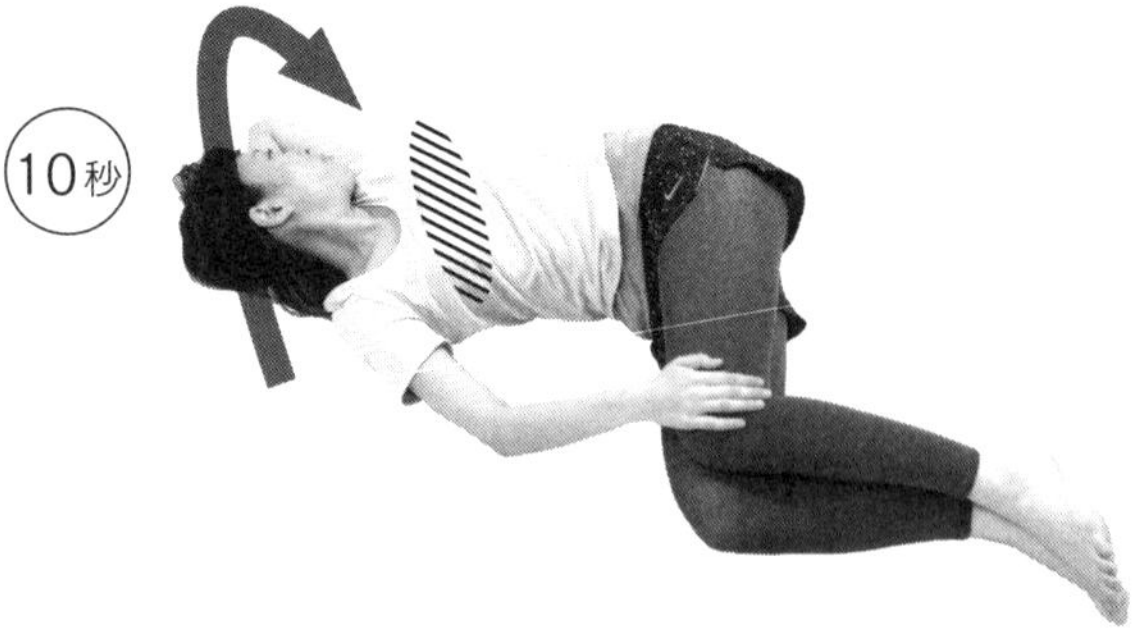

③これを５回繰り返す。
反対側も同様に行う

Point! 息を吐きながらひねるようにしましょう

195

胸椎のばしストレッチ

（⇒座って行うバージョンはP83）

①かかとを立てた正座の姿勢から、
膝は肩幅より広く開いて、
両手をバンザイにし体を前に倒す

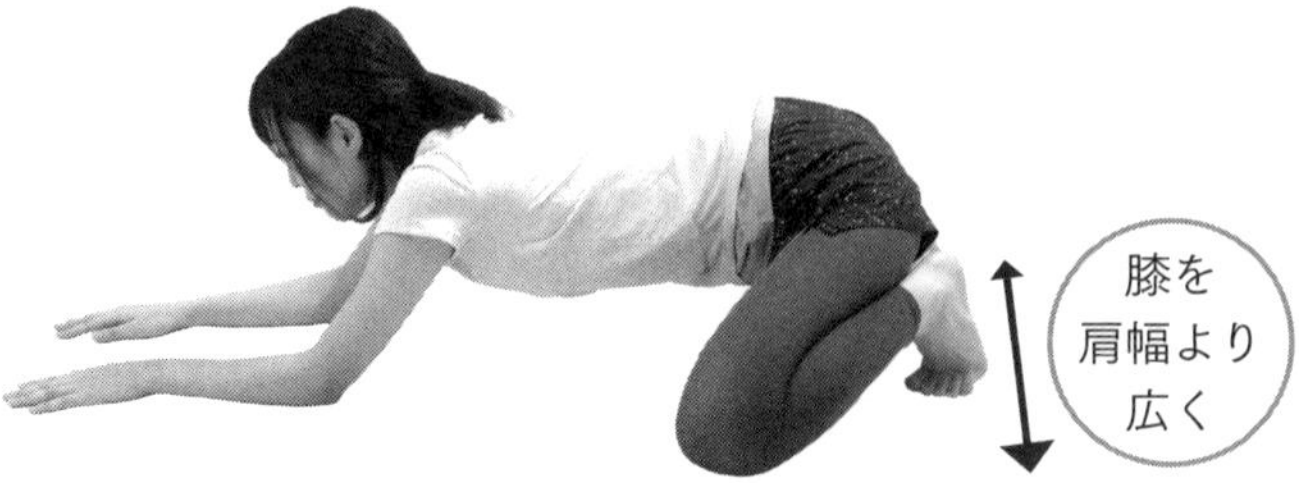

②胸を床に近づけるようにし、
肩甲骨の間の背骨をのばす

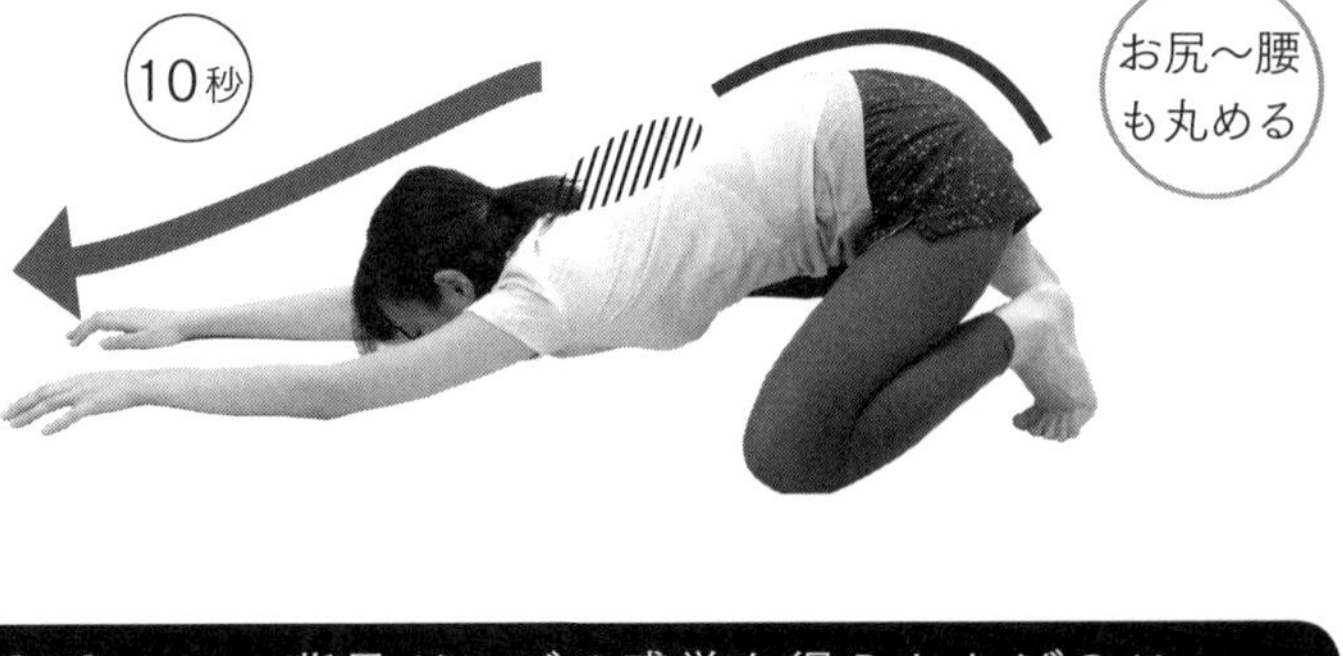

Point!　背骨がのびる感覚を得られればＯＫ

プラスα　お尻のストレッチ（→ P201）も効果的です

体が硬く、柔軟性がない

入浴（→P130）　呼吸（→P99）
睡眠　歩き方
内臓　食事

【自律神経の状態】交感神経が過敏
【具体的な原因】筋肉の緊張
【重点的に対処すべき部位】背骨、大殿筋《だいでんきん》、呼吸法
【解説】ストレッチをした時に「自分は体が硬いな」と思う人はどのくらいいるでしょうか？　私が普段、臨床で患者さんに対してストレッチを行うと8割近くの方が体のどこかに体の硬さがあると感じます。患者さん自身もそう感じている方がほとんどです。運動習慣がない、体が痛くてかばって歩いている、癖で悪い姿勢を取ってしまうなど体が硬くなってしまう要素は山ほどあるわけですが、中には毎日ストレッチをしていても一向に体が柔らかくならないという方もいます。

ストレッチをすると確かに体が柔らかくなり、怪我や疲れが取れやすいという効果があります。ところが、交感神経が過活動になっていると何もしていなくても筋肉が緊張状態になるので、通常のストレッチを頑張って行っても効果的ではありません。

そこで、これから紹介する「ストレッチの前のストレッチ」を行うことでより効果的に柔軟性を高めていってください。

「ストレッチの前のストレッチ」を行ううえで意識したい４つの点をご紹介します。

①交感神経のコントロール

交感神経が過活動になっていると、筋肉は緊張して硬い状態になっています。お餅を想像していただくとわかりやすいと思いますが、硬いお餅を力ずくで引っ張ると割けてしまい、柔らかいお餅ならびよーんとのびます。これが筋肉だとすると、交感神経が高く硬い筋肉をのばせば筋肉は割けて痛んでしまいます。肉離れを起こす一因にもなります。

②背骨の柔らかさ

背骨はＳ字状の弓なりの形をしていることでバネのように衝撃吸収の役割を果たします。悪い姿勢やこのＳ字の柔軟性がない状態では、背骨で重力や衝撃の負担が分散できずに筋肉が代わりにいつも頑張っている状態となり、おのずと筋肉が硬くなってしまいます。体の真ん中にある柱ですので、この柱が歪むとその先にある四肢の関節もゆがみ、負担がかかります。

また、背骨には自律神経の中継点も点在するため、背骨が丸まり姿勢が悪いことで交感神経も優位になり筋肉が更に硬くなるので悪循環も生まれるのです。あらかじめ背骨を柔らかくすると自律神経と筋肉には良い効果が生まれます。

③大殿筋の柔らかさ

大殿筋とはお尻の筋肉のことです。体の柱を支えているのがその土台にある骨盤ですので、その骨盤に付いている大きな筋肉、大殿筋は下肢への影響が大きいです。背骨と併せて大殿筋のストレッチを行うことでより効果が得られます。

④入浴後にストレッチ

入浴後に①～③を意識したストレッチを行うとより効果が大きいです。なぜなら入浴で体を温め、筋肉、背骨、関節が緩み、リラックスして副交感神経の活動も高まることでも筋肉が緩むからです。

しかし、入浴だけすればいいという訳ではなく体の柔軟性を高めるためには必ずストレッチが必要になります。筋肉は顕微鏡でみると小さな筋肉の繊維（筋節）の集まりでできていて、この筋節をストレッチにて伸長することで筋肉に柔軟性が付きます。

この4つを意識すると、より自律神経をコントロールしたストレッチを行えます。

普段からストレッチをしても体が硬い、若い時と比べて体が硬くなって動きにくいな、などと感じる方は次のページからの「ストレッチの前のストレッチ」を行い、まずは下地をつけていただければと思います。

200

背骨の柔軟ストレッチ
(キャット・アンド・ドッグのポーズ)

①四つん這いになり、頭〜背骨〜骨盤にかけて
10秒ほど反らす

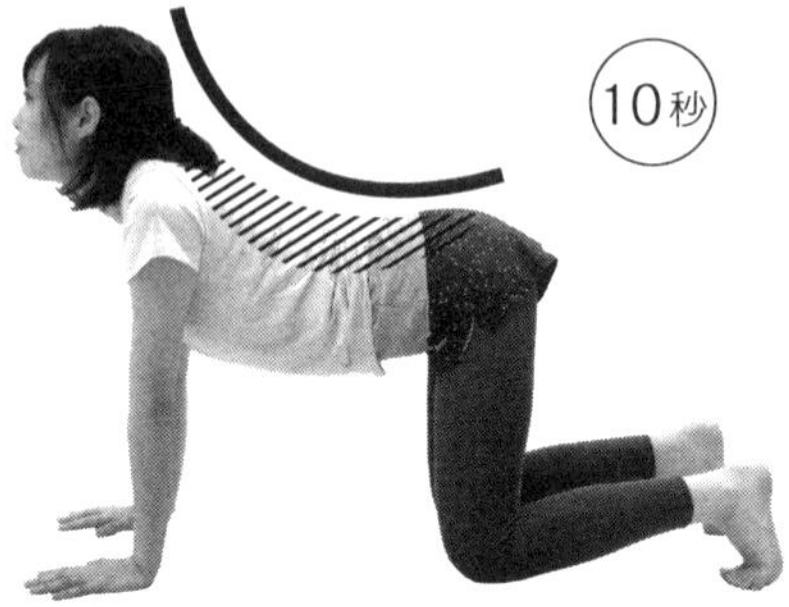

②続いて、頭〜背骨〜骨盤を丸める

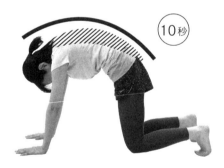

③これを5回繰り返す

Point! 背骨をしっかり反らす・曲げる意識で

お尻のストレッチ

①椅子に浅く腰掛け、
のばしたい方の外くるぶしを
反対側の太ももの上に乗せる

②背筋を曲げずに
お辞儀をしてお尻をのばす

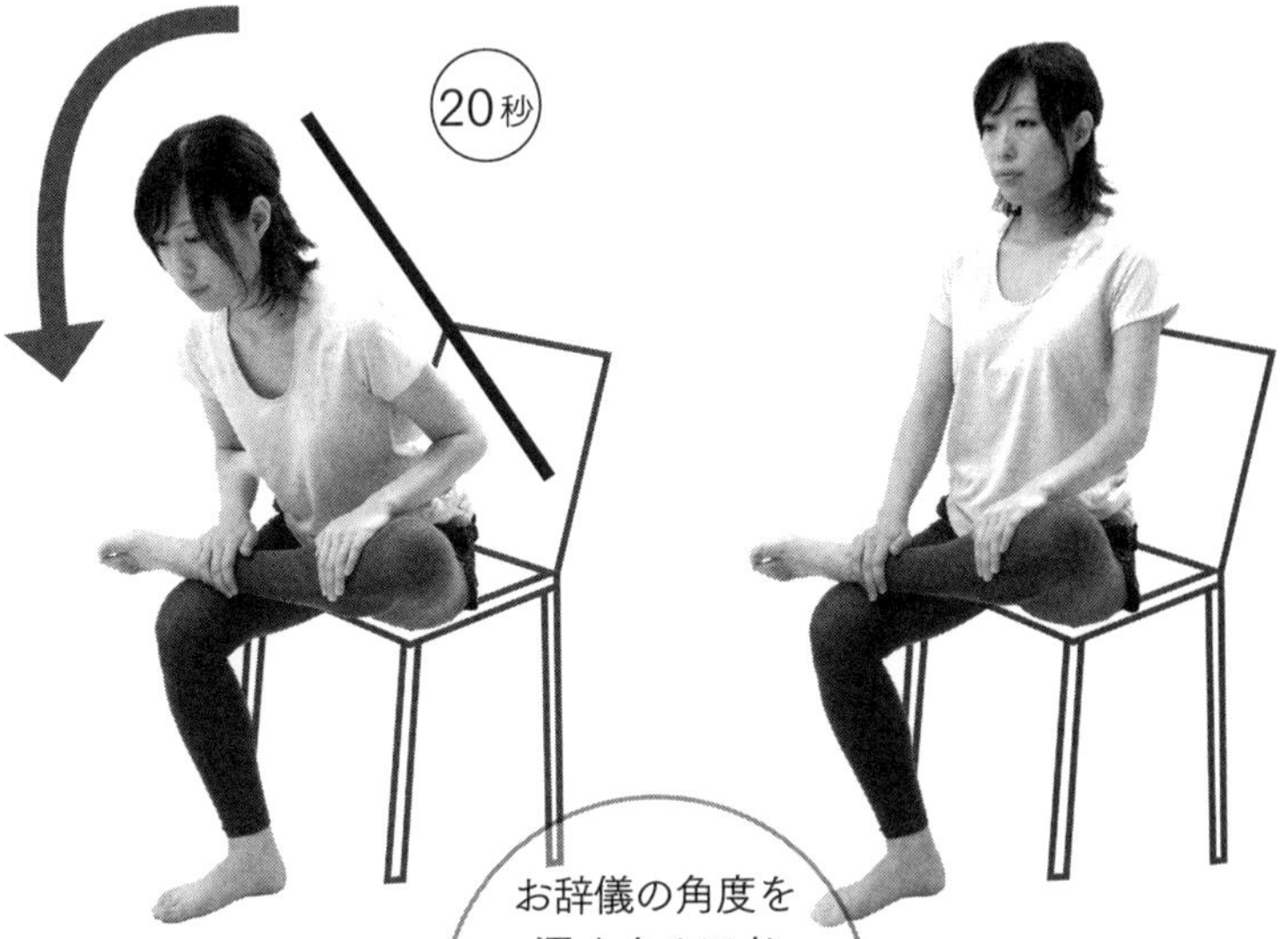

お辞儀の角度を
深くするほど
効果が高まるので
慣れてきたら
角度を深くする

Point! お尻全体がのびる感じがあればＯＫ

プラスα　胸椎ひねり（→ P80）、胸椎横たおし（→ P84）、
足の付け根（→ P89）のストレッチも効果的です

手足の冷え性

【自律神経の状態】　交感神経が過敏
【具体的な原因】　血管の収縮・基礎代謝の低下・血流量の低下
【重点的に対処すべき部位】　末端と太い血管付近のストレッチ
【解説】　冷え性は特に女性に多い症状であり、健康食品会社が20〜50代の女性１０００人にアンケートをとったところ、実に約78％の方が冷えを自覚していたそうです。手足や腰に不快感を伴う冷えが６カ月以上続くと「冷え性」と診断されます。

体が熱を作るのは主に筋肉や肝臓の働きによるもので、この熱は血液に乗って全身に行き渡ります。人の体は寒さを感じると、防御反応として熱が逃げやすい手足の末端で交感神経が働き血管を収縮させます。そうして熱を逃がさないように働くのですが、末端冷え性の方では血管の収縮に関わる交感神経が過敏になっていることがわかっており、必要以上に血管を収縮させてしまいます。

その他にも、運動不足に起因する基礎代謝の低下によって熱量を産生しにくいことも挙

入浴　呼吸
睡眠　歩き方
（→P113）
内臓　食事
（→P143）（→P123）

げられます。運動によって筋肉を使うと血流量が増えますし、事前にストレッチを行うとさらに効果的です。特に血液の流れの多い太い血管をストレッチするといいでしょう。

アキレス腱ストレッチ

①壁に両手をつき、のばしたい方の足を後ろに引く

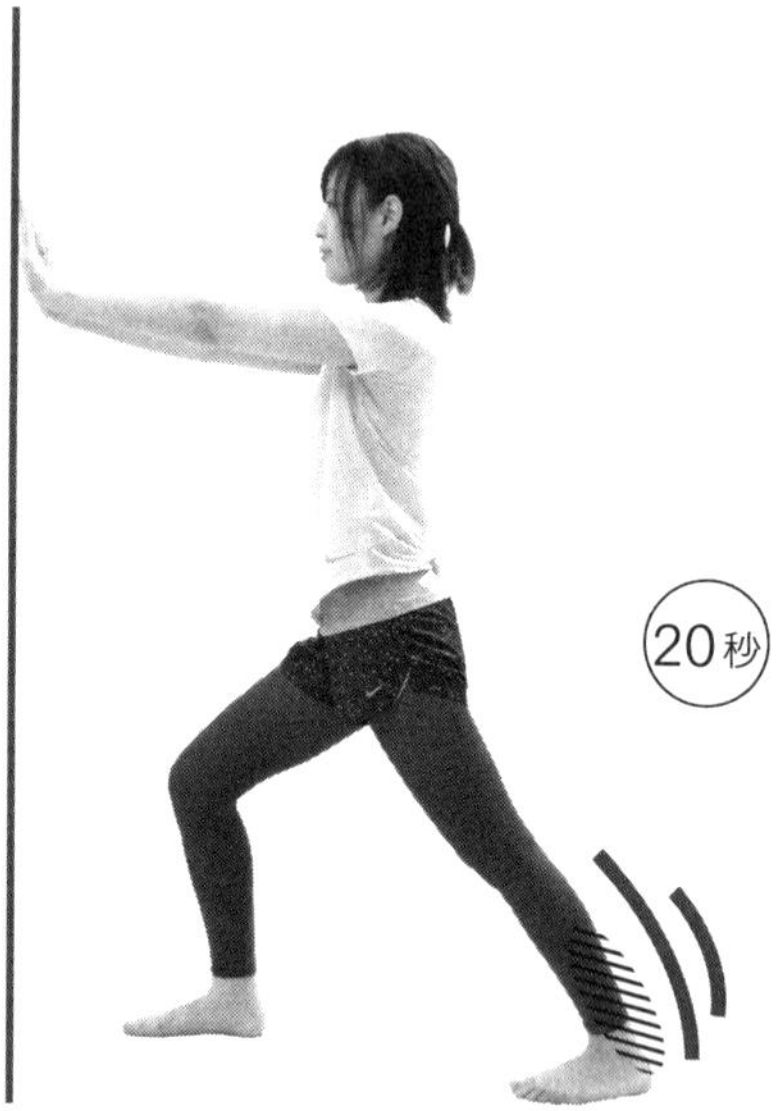

②かかとが浮かないようにして重心を前へ倒す

Point! アキレス腱がしっかりのびていることを意識

前腕のばしストレッチ

①手のひらが外側を
向くようにし、
腕の内側を 10 秒ほどのばす

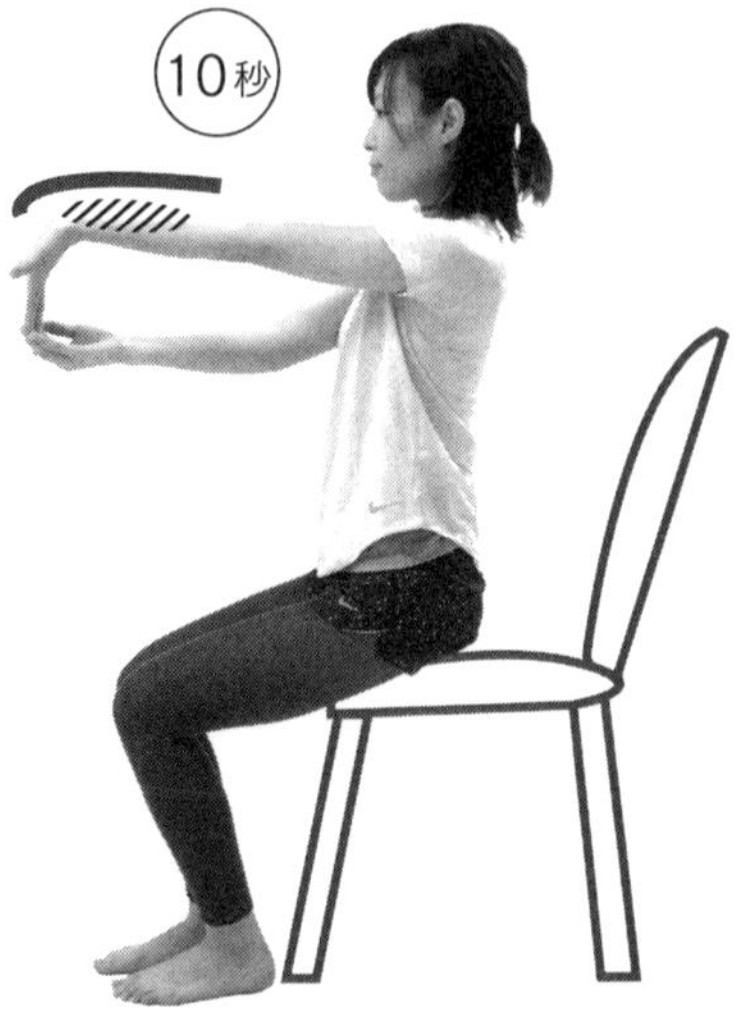

②手をグーの形にし、手の
甲を外側に向けるようにして
腕の外側を 10 秒ほどのばす

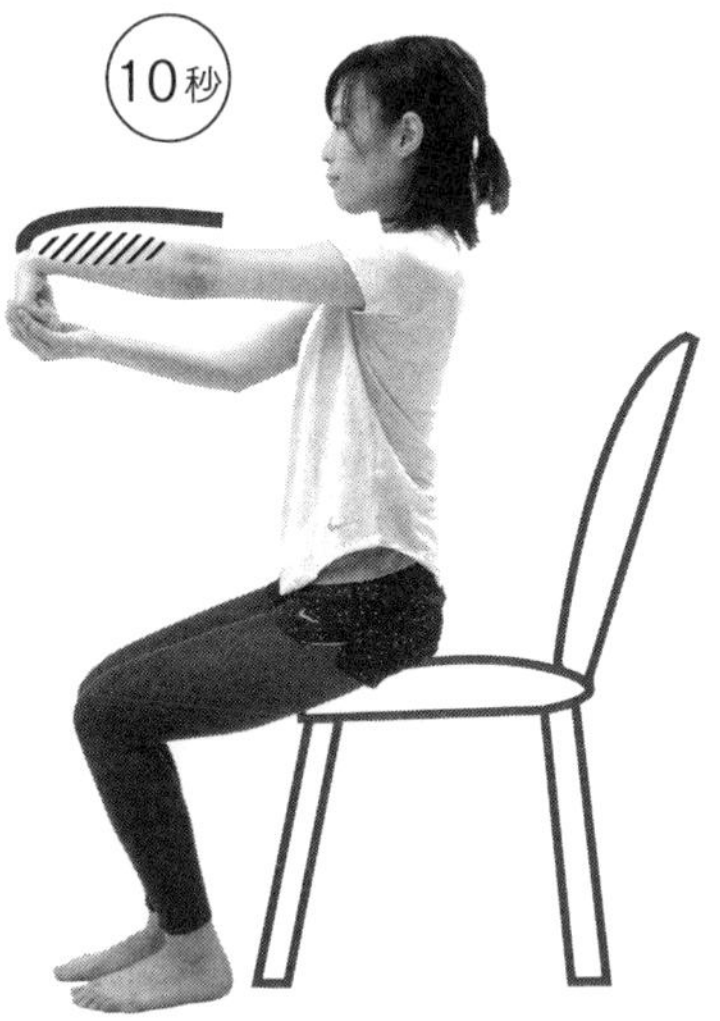

Point!　のばすとき肘が曲がらないように注意

プラスα　腹膜ストレッチ（→ P193）も効果的です

便秘

【自律神経の状態】 交感神経が過敏・副交感神経が過敏
【具体的な原因】 腸の働きが悪い
【重点的に対処すべき部位】 腸周りの直接的なマッサージやストレッチ
【解説】 普段から患者さんと接していると「便秘で困っている」という人は多いです。実は便秘の明確な定義は決まっていないのですが「3日以上、便が出ずに残便感がある状態」と説明され、男性で約33％、女性で約67％の割合で困っているという数字があります。

なぜ毎日食事をしているのにその分の内容物が均等に出ないのかというと、体の中で食べ物を消化、排泄まで導く「腸」の動きに問題があるからです。

腸には、食べ物を消化して栄養が吸収され、腸内の筋肉が動くことで排泄物を移動させお尻の穴まで持っていく作用があります。この移動を「蠕動《ぜんどう》運動」といいます。この移動が滞ってしまうと消化された食べ物は蓄積され、たちまち便秘の状態になってしまいます。

どのような状態なら便を出すのに適しているかというと、交感神経と副交感神経が一定

入浴　呼吸
睡眠　歩き方
内臓　食事
（→P143）

のリズムとバランスで整っている状態が便秘解消の秘訣と言えます。

副交感神経が優位になると腸の動きが活発になり便を移動させる働きが高まるのですが、高まりすぎても便秘になります。「痙縮性便秘《けいしゅくせいべんぴ》」といい、腸の一部が過度に収縮することによって通り道が狭くなり便が出なくなります。

先ほど例で挙げたものは、交感神経が優位になることで引き起こされる「弛緩性便秘《しかんせいべんぴ》」といい、腸の働きが弱くなりすぎることが原因です。日本人の便秘の実に約3分の2はこの弛緩性便秘といわれていますので、腸の動きを活発にする治療が必要となります。

私が便秘の患者さんを治療する中で見つけた、多くの方に共通する特徴は「腸の一部が硬いこと」です。お腹の上から指を押し込み腸の動きをチェックすると、腸の動きが悪いことを示唆する「固さ」が見られます。ですが、腸に対してマッサージやストレッチを行うことで便が出るようになったという患者さんからの嬉しい反響を多くいただいております。

腸を含む内臓には物理的な伸長や収縮が加わると自律神経への反応が起こるという作用があります。ですので、外側から腸周りをストレッチすることで自律神経の働きを整え、便秘の症状を改善することは可能です。また、免疫機能も高まりますよ。

↓P143「内臓の働きを整える」も参照

呼吸がしづらい、息苦しい

入浴　呼吸（→P99）
睡眠　歩き方
内臓　食事

【自律神経の状態】交感神経が過敏
【具体的な原因】緊張によって心拍数が上がり、呼吸が浅くなる
【重点的に対処すべき部位】呼吸、物事の捉え方
【解説】テストや試合の前、はたまた人前で何かしゃべる時などに、普段は何気なくしている呼吸が深く吸い込めなかったり、胸を押さえつけられるような息苦しさを経験したことはあるでしょうか？

実はこの「普段は吸える」というところがポイントになるのですが、人は緊張するような局面では必ずこのように「浅い呼吸」になります。これは第3章の呼吸の部分（→P99）で記述しましたが、交感神経が高まることで体は臨戦態勢になり、心拍数が上がり、それに伴い呼吸数も増え肩で呼吸をするようになります。

交感神経は戦う神経とも呼ばれているので、大事な場面では交感神経が活発になっていることが望ましいのですが、呼吸が浅くなると脳に血流が回らなくなることでどこか集中

が続きません。すると冷静な判断ができなかったり、力みすぎてしまったりして、本来のパフォーマンスを発揮することができないというのはもったいないことです。

冷静な思考を保つためには副交感神経を高め、呼吸を整える必要があります。多くのトップアスリートや芸能人に代表されるような交感神経が高まる局面が多い人たちは、知らずのうちに、もしくは自らコントロールする術を知っていることで高いパフォーマンスを発揮し輝かしい結果や感動を届けてくれます。

呼吸を整えることはトップアスリートのみならず、私たちでもできることです。自律神経を自らコントロールできる手段は唯一「呼吸」のみです。

そして呼吸を整える為に重要なのが「心の余裕」です。呼吸の重要性を理解していてもいざそのときに緊張で我を忘れていては実践することは難しいですよね。

余裕を作り出すことも自分次第で可能です。それは「物事の解釈をプラスに変えること」です（↓Ｐ１５７参照）。

例えば、ある大事な試験の為に半年前から毎日７時間勉強してきました。試験会場では独特の緊張感で周りのみんなも勉強ができそうに見えます。ここで「あぁ、みんな頭良さそうだな。試験大丈夫かな」と思うか「みんなも勉強してそうだけど、私だって毎日毎日勉強してきたんだから大丈夫」と思うかは人それぞれです。そこにあるのは「毎日7時間勉強してきた」という事実です。そして、それをどう解釈するかは自分の選択次第です。事実をプラスに捉えて、自ら余裕を作り出していきましょう。

このように、まずは余裕を作って心を落ち着かせてから、呼吸を整えることで、ここ一番の大事な局面でも息が浅くならずに最高のパフォーマンスを発揮することができますので、まずは小さなことからでも構いませんので、実践してみるといいでしょう。

呼吸についての詳細や、呼吸のために行いたいストレッチはP99からの「呼吸」の項目に記してありますので、そちらをご参照ください。

更年期障害

【自律神経の状態】 交感神経と副交感神経の乱れ
【具体的な原因】 ホルモンバランスの変化による自律神経の乱れ
【重点的に対処すべき部位】 上半身のストレッチ
【解説】 女性の心と体はホルモンの影響を受けながら一生を過ごします。なかでも、45～55歳に見られる更年期は特にホルモンバランスが不安定となり「更年期障害」（他の病気を伴わないもので症状が重く、日常生活に支障をきたすもの）と呼ばれる特有な症状が見受けられます。ホルモンと自律神経はどちらも大脳の視床下部でコントロールされるため、更年期障害で女性ホルモンが乱れると同時に、自律神経にも大きな影響を及ぼしてしまうのです。ホルモンバランスの乱れと併発して自律神経の乱れからも肩こり、頭痛、ホットフラッシュ（のぼせ、ほてり、発汗）などの症状を招きます。

更年期に差し掛かると猫背や体が硬くなったなどの自覚的変化を感じることも多くなるので、自律神経が集まる上半身の柔軟性を高めることで、上記症状への対策ができます。

【上半身を柔らかくするストレッチ】

肩甲骨のストレッチ

①両手を肩に置き、
肘をなるべく真上にあげる

②肘が耳の横を通るように
意識しながら
後ろ向きに肩を回す

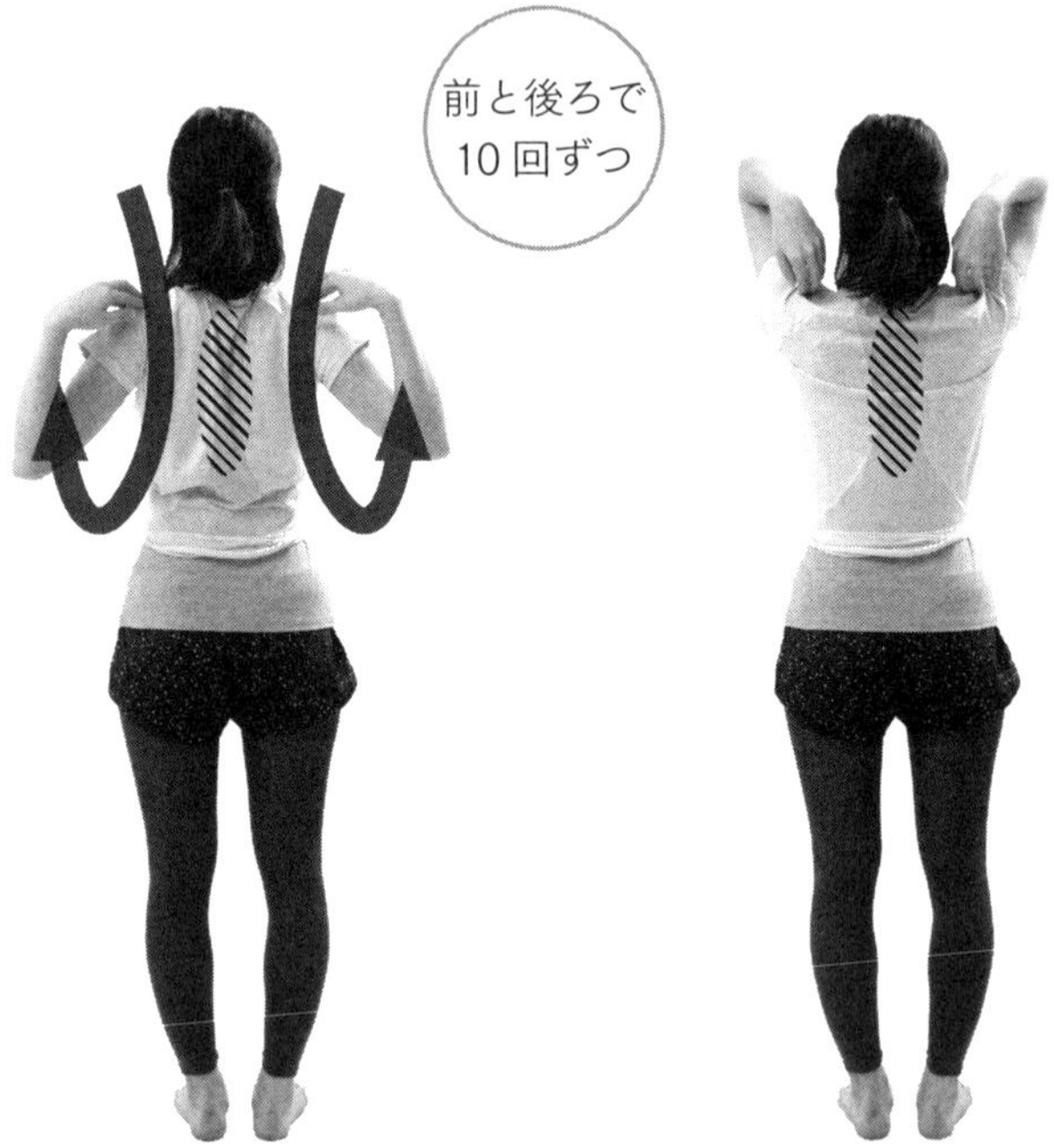

Point! 肩甲骨を内・外に大きく広げるイメージで回す

【上半身を柔らかくするストレッチ】

背骨の柔軟ストレッチ

（キャット・アンド・ドッグのポーズ）

①四つん這いになり、頭～背骨～骨盤にかけて
10 秒ほど反らす

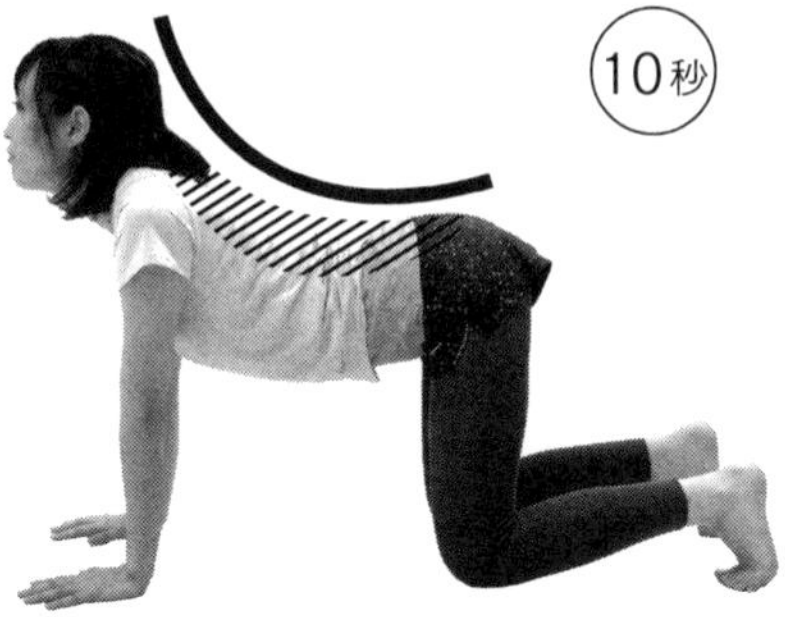

②続いて、頭～背骨～骨盤を丸める

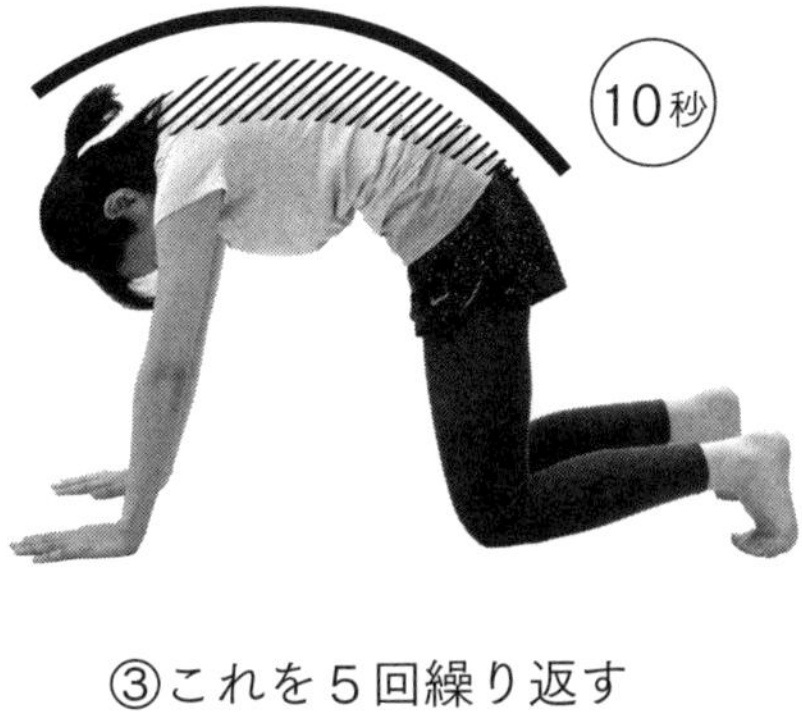

③これを５回繰り返す

Point!　背骨をしっかり反らす・曲げる意識で

不眠症

【自律神経の状態】交感神経が過敏
【具体的な原因】入眠前に興奮状態にある・ノンレム睡眠が浅い
【重点的に対処すべき部位】背中のストレッチ・頭部のマッサージ
【解説】睡眠は日中、膨大な情報を処理している脳を休め、明日への活力へ繋げる重要な時間となります。そして自律神経の関わりが良質な睡眠への鍵になりますので、なかなか寝付けない、眠りが浅いなどの心当たりがある方はこの項を実践してみてください。

　睡眠には「ノンレム睡眠」と「レム睡眠」があり、通常では最初にノンレム睡眠がきて、その約90分後にレム睡眠がおとずれ、約5〜40分続きます（30代平均値）。これを一晩に数回繰り返します。睡眠の約85％はノンレム睡眠であり、ノンレム睡眠が脳の表面で大きな部分でもある大脳を休ませ、レム睡眠が体を休ませてくれます。

　大脳の上面の大脳皮質は思考、感覚、随意運動、推測、言語などの人間に備わる高次な処理を行う場所となるので、この大脳が休まるノンレム睡眠では意識がなくなり記憶もさ

入浴　呼吸
睡眠　歩き方
（→P133）
内臓　食事

れません。つまり、起きたら見ていた夢を思い出せないのがノンレム睡眠の時ということです。具体的なストーリーや感情が残る夢を見るのはレム睡眠となります。

また、ノンレム睡眠では成長ホルモンが多く分泌され、体の成長や再生、修復などの疲れもとれる働きがあるので、睡眠中は脳のみならず体のケアもしてくれる大切な時間です。

ノンレム睡眠中は脳の休息のために交感神経の活動が弱まり、副交感神経が優位となります。つまり交感神経が高まっている状態では睡眠初期のノンレム睡眠が浅くなってしまい、その後に続くレム睡眠にも影響が出てきます。この悪いループが続くと朝起きてもすっきりしない、体が休まらないといった症状にも繋がるので、入眠前に交感神経の高まりをコントロールすることで快適な睡眠を手に入れてください。

次のページから、良質な睡眠のための頭付近のストレッチを紹介します。

頭皮マッサージ

①頭頂部・側頭部・後頭部をまんべんなく
揉むようにマッサージする

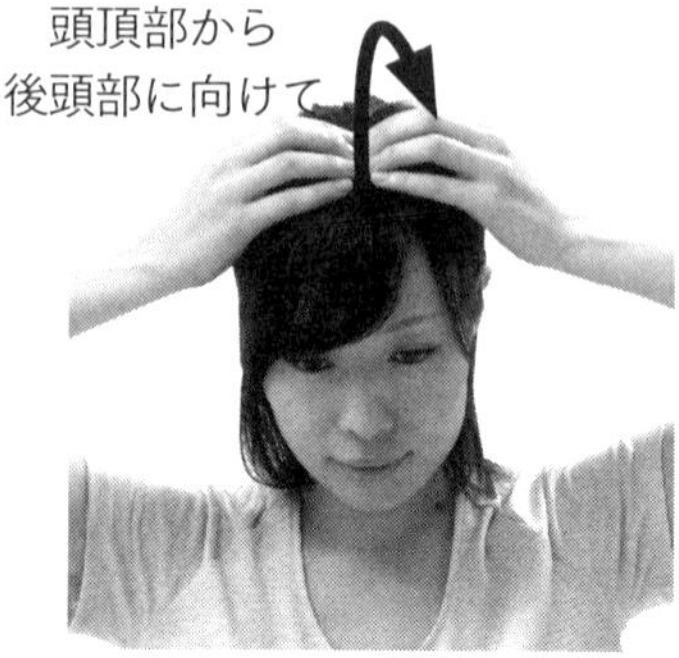
頭頂部から
後頭部に向けて

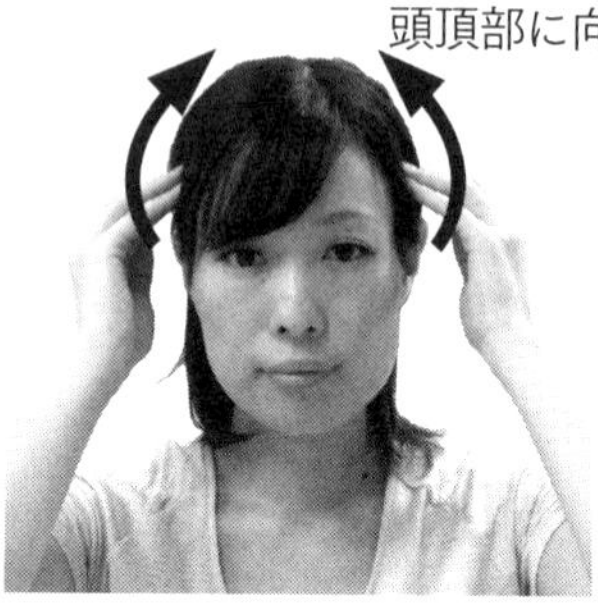
こめかみから
頭頂部に向けて

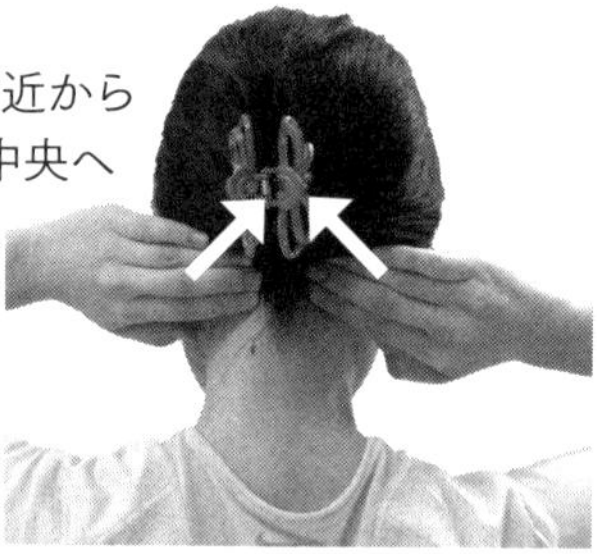

各部位
1分ずつ

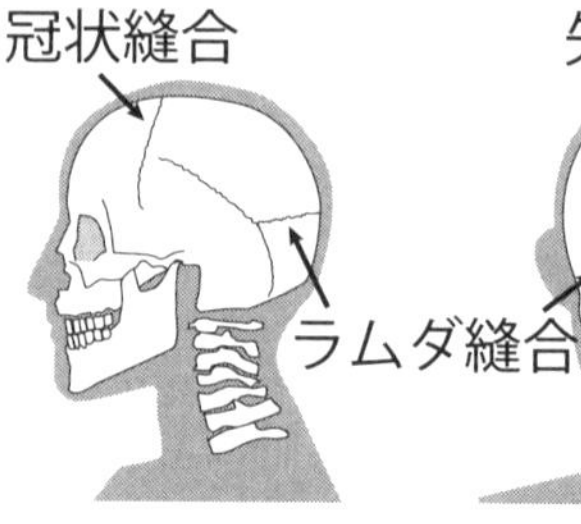

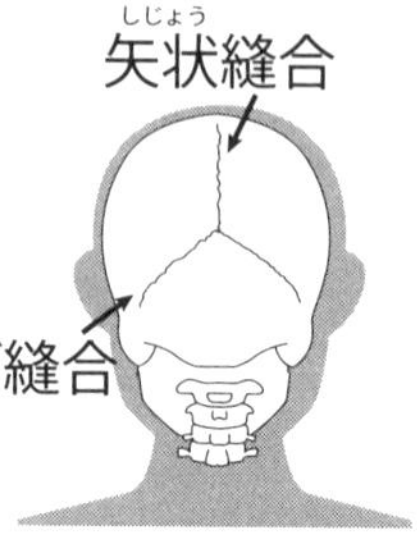

それぞれ、頭蓋骨にある線に沿って揉むと効果的です。

頭頂部→矢状縫合
側頭部→冠状縫合
後頭部→ラムダ縫合

217 耳ひっぱりストレッチ

①両耳を包むようにつまみ、後ろに軽く引っ張る

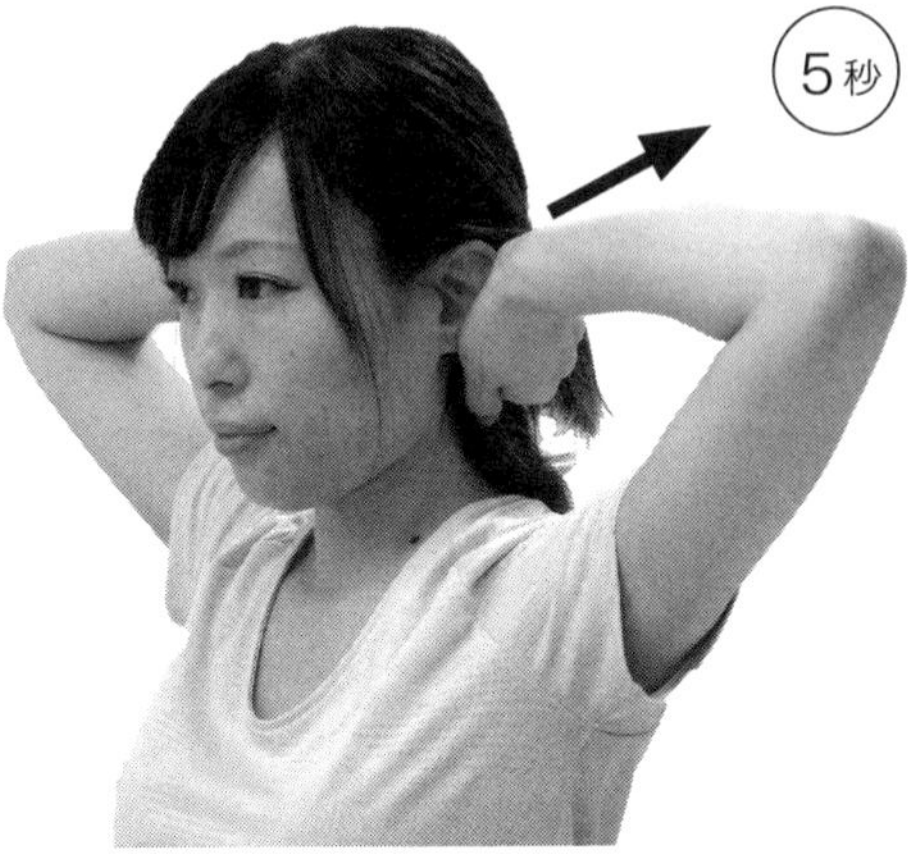

②5秒ひっぱって、ゆるめる。
これを5回ほど繰り返す

耳の後ろを
交感神経が
通るので
耳を柔らかく
する

こめかみの
近くの筋肉を
外側にひっぱる
イメージで

Point! のびて気持ちいいくらいの強さで

プラスα 背骨の柔軟ストレッチ（→ P213）も効果的です

おわりに

数ある健康本の中で本書を手に取っていただきありがとうございます。

私が本書を書くにあたっての一番の願いは、皆さんの心と体にポジティブな変化をもたらすことができるかどうかにあります。よって本書で自律神経を語るうえでの大筋のテーマも「健やかな心と健やかな体」をどう作っていくかとなっています。

人生を歩む中で誰しもが幸せになりたいと願っていますし、誰しもが幸せになれることが最高だと私は思いながら、毎日患者さん、取引先の方、家族、友人、ご縁がある皆さまと接しています。

「私には価値がない」「私なんかが……」「私ってやっぱり……」という考えに陥ったことがありますか？　もしくは現在もそう感じていますか？　人生で辛いことや苦しいことは山ほどありますし、人によっては「人生のほとんどがそうだよ！」という人もいるかもしれません。

しかし同じ出来事が起きたとしても、人によって反応が違います。それは性格であったり、生い立ち、環境に依存する価値観と捉え方が大きいと私は考えております。

そして、これらは悪いわけではありません。むしろそうであるのが当たり前です。それが人生であり人間臭く生きるということなんだと思います。地球上には約70億人の人がいて1人も同じ人はいません。今の姿が皆さんにとっての正解であり間違いではないのです。

けれど、思い返してみてください。最高の音楽を聴いた時の爽快感や大好きな人と一緒にいるときの高揚感、試験で合格した時の達成感。人によって様々あると思いますが、自分にとって「幸せ」と感じる瞬間は心から、体から、脳から、全身から喜びが湧き出てきませんでしたか？

今ある自分がどのような状況でもそれをネガティブに感じてしまっていても、また体に不調があったとしても、心の底ではこうした自分の価値観を満たしてくれる幸せな感情を味わいたいと願うのが人間です。そのために必要なのが、健やかな体であり健やかな心であると言えます。そしてそれは、自律神経とまさに表裏一体です。

本書では、私が理学療法士として培ってきた経験や知識を用いて、自律神経を整えることを通じて皆さんの人生がより豊かになるための「体の整え方」「心の整え方」をお伝えさせていただきました。自律神経は全身の健康を左右する働きがあり、美容にもダイエットにもビジネスにもスポーツにも勉強にも通じ、それらはコントロールできます。自律神経が整っている、良い状態にあるということは、「心と体」も整っているということになります。自律神経のメカニズムと人生という大きなテーマを重ね合わせた時に、この考えは必ず役に立つという確信があります。大袈裟ではなく全てに関わることなのです。

本書を通して、そのエッセンスが皆さまの中で種となり、より良い一瞬、より良い毎日、より良い人生、そしてより良い自律神経の状態が作られれば嬉しく思います。

本書を執筆するにあたり、有識者の先生にご協力を仰ぎました。
「ポジティブヘルスアカデミー」高野直樹先生
医療系サイト「mirai no PT」管理人　西野英行先生
「体質改善ダイエットサロン Leaf」代表　富永康太先生
「一般社団法人日本内臓ヨガ協会」代表理事　中村宜敬先生
この場をお借りしてお礼申し上げます。どうもありがとうございました。

最後に、全体を通して「理学療法士が教える」ということを念頭に置き、本書を書き進めました。医療職でもある私たちは、専門性を持ちながらも医療業界内にとどまりすぎるあまり、一般の方との関わり合いが少ないと感じます。

私は、「ご自身の境遇や環境、体の悩み、困っている人の助けになる」、この思い1つで医療業界に入り今まで1万回以上も患者さんと向き合ってきました。理学療法士という職業に誇りを持つと同時に、本書が皆さんの心と体に健やかな変化をもたらし、より幸せな人生の一部になってくれるのであれば本望に思います。

2018年12月　理学療法士　柿澤健太郎

彩図社好評既刊

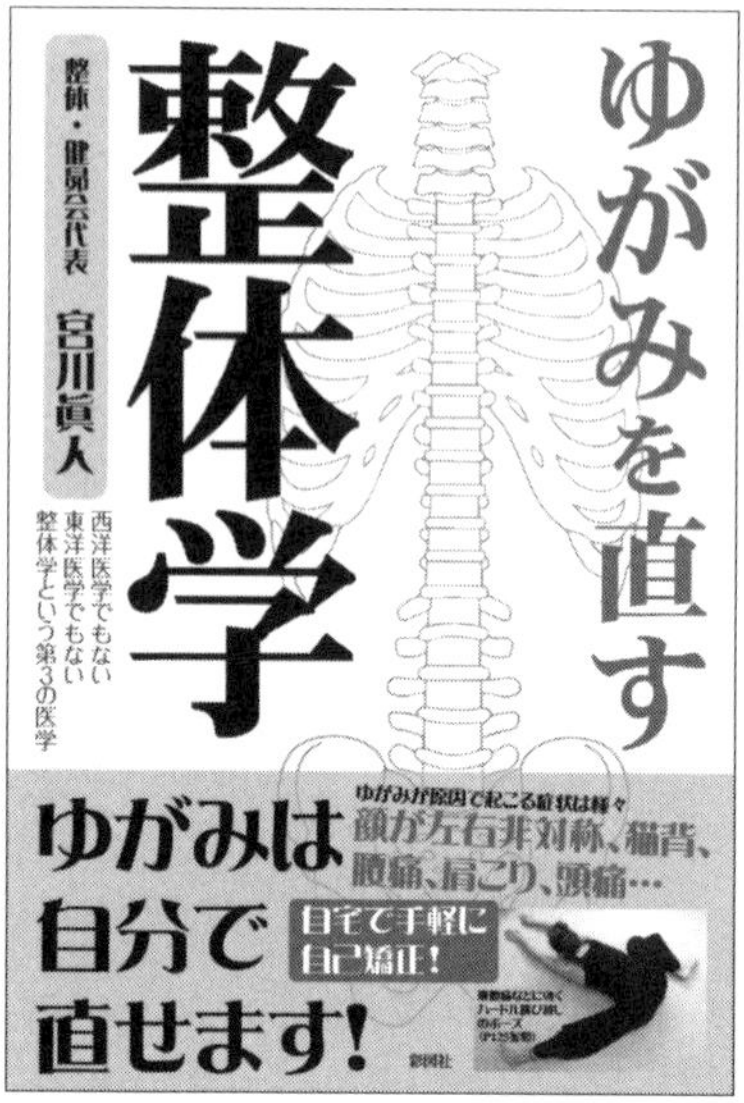

ゆがみを直す　整体学

宮川眞人

ゆがみの発生した原因を考え、それを直す上で、とても重要なポイントが肩胛骨と股関節です。
本書では、多くの人を悩ませ、時には病気にまで発展してしまう「人の体のゆがみ」がいったいどういうものなのか、それを解明しようとする整体学のアプローチをご紹介します。

ISBN978-4-8013-0027-9　C0047　46判　本体1200円＋税

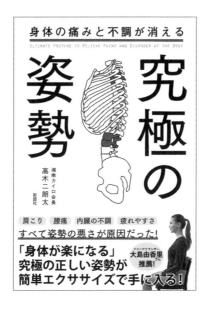

【著者略歴】

柿澤健太郎（かきざわ・けんたろう）

2007年、理学療法士免許取得。

整形外科病院、訪問リハビリ、心身障がい者施設にて延べ1万回以上の施術経験を有する。2015年、「日本の技術は世界で通用するか？」を証明するべく、世界20カ国500人以上に施術し各国で効果を示し帰国。培った経験と知識をもとに、自律神経の観点から体の不調を解消する施術を展開。

現在は、ヘルスケア企業への技術支援や、企業対象のオフィス内治療を支援する「参健堂」を開設。

お問い合わせ：kentarou_k0303@yahoo.co.jp

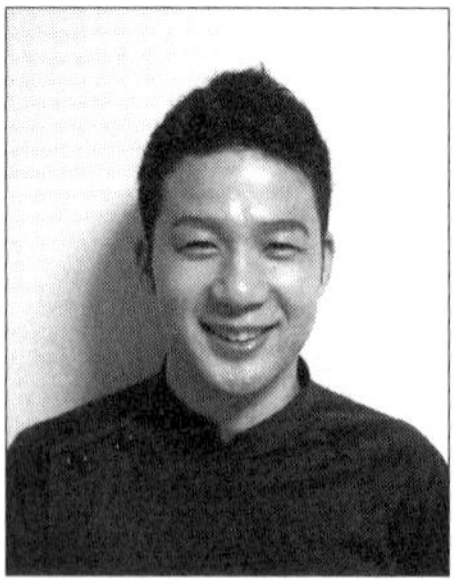

【協力】
モデル　家泉美希
撮影　　神取知華子

心と体がらくになる　自律神経の整え方

2019年1月19日　第一刷
2019年7月8日　第二刷

著　者　　柿澤健太郎

発行人　　山田有司

発行所　　株式会社　彩図社
　　　　　東京都豊島区南大塚3-24-4
　　　　　MTビル　〒170-0005
　　　　　TEL：03-5985-8213　FAX：03-5985-8224

印刷所　　シナノ印刷株式会社

URL：http://www.saiz.co.jp
　　　https://twitter.com/saiz_sha

ISBN978-4-8013-0347-8 C0047
落丁・乱丁本は小社宛にお送りください。送料小社負担にて、お取り替えいたします。
定価はカバーに表示してあります。